ALIMENTAÇÃO COMO PRÁTICA PEDAGÓGICA:
CONTEXTOS E EXPERIÊNCIAS NA EDUCAÇÃO INFANTIL

GABRIELA SCRAMINGNON
LIANA SANTOS
MARIA CLARA CAMÕES
(ORGS.)

ALIMENTAÇÃO COMO PRÁTICA PEDAGÓGICA:
CONTEXTOS E EXPERIÊNCIAS NA EDUCAÇÃO INFANTIL

PAPIRUS EDITORA

Capa | Fernando Cornacchia
Coordenação | Ana Carolina Freitas
Copidesque | Mônica Saddy Martins
Diagramação | Guilherme Cornacchia
Revisão | Laís Souza Toledo Pereira

Dados Internacionais de Catalogação na Publicação (CIP)
(Câmara Brasileira do Livro, SP, Brasil)

Alimentação como prática pedagógica: contextos e experiências na educação infantil / Gabriela Scramignon, Liana Santos, Maria Clara Camões (orgs.). – Campinas, SP: Papirus Editora, 2025.

Vários autores.
Bibliografia.
ISBN 978-65-5650-216-8

1. Crianças – Nutrição 2. Educação infantil 3. Hábitos alimentares I. Scramingnon, Gabriela. II. Santos, Liana. III. Camões, Maria Clara.

25-269009 CDD-372.21

Índices para catálogo sistemático:

1. Alimentação: Educação infantil 372.21

Cibele Maria Dias – Bibliotecária – CRB-8/9427

1ª Edição – 2025

Exceto no caso de citações, a grafia deste livro está atualizada segundo o Acordo Ortográfico da Língua Portuguesa adotado no Brasil a partir de 2009.

R. Barata Ribeiro, 79, sala 316 – CEP 13023-030 – Vila Itapura
Fone: (19) 3790-1300 – Campinas – São Paulo – Brasil
E-mail: editora@papirus.com.br – www.papirus.com.br

SUMÁRIO

APRESENTAÇÃO

Apresentar este livro significa, de alguma maneira, contar uma história. Tudo começou nas reflexões e questões que ocupavam um grupo de professoras que faziam parte da equipe de coordenação de uma instituição pública de educação infantil do Rio de Janeiro. Em meados de 2017, reunimo-nos e planejamos um sumário para a elaboração desta obra. A vida foi nos surpreendendo com a chegada de nossos filhos, com a oportunidade de realização de doutorado sanduíche, com mudança de trabalho, concursos e, por fim, com a pandemia de covid-19, que mudou a vida de todos nós. O projeto ficou suspenso por um tempo, mas guardado e desejado. Nunca foi esquecido! Após a pandemia, vimos a possibilidade de concretizar o livro, compartilhando o convite com outras profissionais que identificamos na trajetória de trabalho e pesquisa e que tinham interesse na discussão sobre as relações cotidianas de alimentação na educação infantil.

Assim, este livro só foi possível porque tivemos parceiras que abraçaram o projeto, empenhadas na proposição de reflexões que pudessem contribuir para um trabalho na educação infantil que preconizasse as crianças como sujeitos de direito, na busca de ofertar qualidade nas creches e pré-escolas.

Trata-se de um projeto que articula a alimentação às práticas culturais e sociais, compreendendo os momentos de alimentação como objetivos do trabalho com as crianças em creches e pré-escolas. Aprender a comer e se relacionar com a comida é conteúdo da educação infantil. O livro aposta na importância de um diálogo intersetorial no atendimento à infância e no diálogo com as crianças como interlocutoras na construção de práticas cotidianas que não podem ser feitas para elas sem a participação e a escuta delas. Ao longo dos anos, as crianças têm nos convidado a questionar práticas, considerando construções históricas do atendimento à educação infantil no Brasil, uma reflexão que traz para a cena a necessidade de compreendermos as concepções de criança, infância, educação infantil e docência presentes nas instituições e no contexto social mais amplo.

Esta obra reúne experiências de crianças, professoras, profissionais da educação, fonoaudióloga, nutricionista, cozinheiras, famílias e gestores da educação pública. Os textos dão ênfase às práticas pedagógicas que, mais do que nutrir, vinculam, aproximam e criam relações das crianças com os adultos, entre as crianças e com as culturas. Fundamenta-se na compreensão das relações cotidianas que envolvem a alimentação na educação infantil como ação pedagógica que inclui ética e cuidado.

No primeiro capítulo, "*Você tem fome de quê?* Observações, experiências e diálogos institucionais sobre a alimentação das crianças", Gabriela Scramingnon, Liana Santos e Maria Clara Camões propõem uma reflexão que aposta no olhar para o cotidiano, para as sutilezas, as miudezas, os pequenos detalhes das relações que envolvem a alimentação na educação infantil, primeira etapa da educação básica. Tomando por base uma coleção de registros de observações dos momentos de alimentação em creches e pré-escolas, as autoras problematizam a vida "dentro" da escola, que carrega a vida "fora" dela.

No segundo capítulo, "Cultura alimentar como gesto pedagógico na educação infantil", Nazareth Salutto tece considerações sobre alimentação e cultura, valendo-se da problematização da ausência de discussão e estudo sobre a cultura alimentar nos espaços de educação infantil. Com base nesse contexto, a autora articula a cultura alimentar às questões estéticas, éticas e políticas do tema, sugerindo uma potente reflexão acerca de experiências na educação infantil que articulam alimentação, afeto e comensalidade.

Em "A alimentação como cuidado no contexto escolar", Polyanna Mendes percorre um caminho de reflexão e defesa da alimentação como prática complexa que envolve dimensões biológicas, fisiológicas, comportamentais, afetivas, sociais, culturais, históricas, ecológicas, políticas e econômicas. Em seu percurso narrativo, apresenta o desenvolvimento da alimentação desde o início da vida, valorizando as oportunidades de experimentação pelas crianças pequenas de uma perspectiva de educação e aprendizagem, elucidando também aspectos de saúde que podem impactar a alimentação.

O quarto capítulo, "Alimentação na creche: Cuidado e sintonia afetiva", de Daniela Guimarães e Rachel Arenari, apresenta reflexões acerca dos momentos de alimentação e cuidado corporal observados na instituição pública de educação infantil pesquisada, com foco nas interações vivenciadas entre professoras e bebês de até um ano e meio de idade. As autoras colaboram para a compreensão de cuidado como uma postura ética a ser exercida pelos profissionais de educação infantil, que permeia os momentos de preparação dos alimentos, a organização do espaço e do tempo e as iniciativas comunicacionais e responsivas dos adultos.

Em "Alimentação escolar no Brasil: Perspectiva histórica e atualidade", Alini Naspolini apresenta um panorama do Programa de Alimentação Escolar no Brasil (Pnae), articulando a perspectiva histórica de sua criação e implementação com questões atuais, pertinentes à oferta universal das refeições, juntamente com sua qualidade nutricional. Em acréscimo, a autora destaca a importância da educação alimentar e nutricional (EAN), em especial para as crianças pequenas, detentoras das maiores singularidades nas instituições.

No capítulo seis, "Autismo e educação infantil: Um relato de experiência sobre a inclusão de crianças com seletividade alimentar",

Amanda Fernandes e Thamy Eduarda Ricci tematizam, baseadas no relato de duas experiências, o cenário de crianças autistas com seletividade alimentar em instituições de educação infantil. Discutem como essa condição tem limitado a vida e o cotidiano das crianças, resultando na não garantia de seus direitos. As autoras visam provocar reflexões e proposições em prol de uma real inclusão das crianças autistas como uma demanda coletiva, contextual e que convoca diferentes setores e instâncias a agir e se corresponsabilizar.

O sétimo capítulo, "Reflexões sobre medicalização e alimentação na educação infantil", de Marina Castro e Souza, discute os sentidos que a alimentação pode assumir nas creches e pré-escolas, tomando como objeto de estudo um equipamento específico de atendimento às crianças de 1 a 5 anos de idade no município de Duque de Caxias, na Baixada Fluminense, estado do Rio de Janeiro: Creches e Centros de Atendimento à Infância Caxiense (CCaic). Especificamente, tratam do documento de institucionalização desse projeto. Em sua análise, emergiram como categorias as relações estabelecidas entre alimentação, saúde e medicalização do público infantil das camadas menos favorecidas economicamente.

Em "*No restaurante das crianças tem taça, quadro e farofa*: A relação das crianças com a alimentação na escola com base no espaço do refeitório", Camila Perrotta discorre sobre a experiência vivida numa instituição pública federal na qual é professora e onde as crianças, num grupo que brincava num restaurante, idealizaram transformar o refeitório da escola. O projeto decorreu de um desafio de organização do espaço, que fazia com que as crianças almoçassem do lado de fora do refeitório, em mesas localizadas na entrada, o que foi ganhando o sentido de "comer fora", como se fala quando não se come em casa. A autora destaca que tem observado em sua prática como professora que os refeitórios das escolas, quando existem, são lugares de passagem, espaços onde o tempo é contado, onde o prato chega da mesma forma e com a mesma quantidade para todas as crianças, onde o corpo não se movimenta.

No capítulo 9, "Conversa entre professoras sobre um tempo de inventar o que comer na escola com as famílias, a nutricionista e as crianças", Débora de Lima do Carmo e Tatiana de Mello escrevem sobre um projeto de transformação do momento do lanche em uma instituição pública federal de educação infantil com atendimento a crianças de 3 a 5 anos, situada no município do Rio de Janeiro. As autoras compartilham os incômodos que observaram e sentiram na oferta de alimentação vinda das casas das crianças em lancheiras individuais. Discutem as negociações que envolvem toda a comunidade escolar, apresentando uma reflexão que escancara as desigualdades sociais que assolam nosso país e estão presentes nas creches e pré-escolas, as questões de infância e consumo e a responsabilidade da escola na garantia de um trabalho ético com as crianças, suas famílias e seus profissionais.

No capítulo 10, "Aniversário na escola: Uma experiência com as crianças na educação infantil", Gabriela Scramingnon, Liana Santos e Maria Clara Camões se aproximam das falas das crianças como elemento instaurador de questões e reflexões sobre as quais propõem dar fôlego ao debate acerca das comemorações de aniversário no espaço escolar, com ênfase na perspectiva da alimentação. Por considerar a instituição escolar como espaço que, em diferentes instâncias e circunstâncias, contribui para a normatização de práticas diversas, sem necessariamente colocá-las na pauta de discussões, insistimos em manter em aberto as inúmeras provocações que vêm nos mobilizando, especialmente nas narrativas das crianças, aliadas a nossa inserção na educação infantil. As narrativas que compõem o capítulo provêm de registros, análises e observações realizadas em uma instituição pública federal de educação infantil na qual as autoras atuavam como orientadoras pedagógicas.

No capítulo 11, "Presença, afeto e conhecimento: A cozinha como espaço educador", Keila Alves apresenta o relato da experiência de atuação como merendeira/cozinheira de uma creche municipal da cidade do Rio de Janeiro, articulando as reflexões que emergiram em sua formação no curso normal superior com habilitação em educação infantil. Segundo a autora, tais vivências possibilitaram que modificasse seu olhar para a importância da alimentação, da cozinha e do papel educativo dos profissionais que trabalham nos diversos espaços das instituições de educação infantil, no convívio e na mediação com as crianças. Esperamos que esse texto fomente a compreensão da cozinha como um espaço que transcende a preparação de alimentos para crianças e adultos, constituindo-se como um "espaço educador" que agrega experiências vividas por crianças, professores, cozinheiras/merendeiras e todos os educadores.

No último capítulo do livro, "Cuidar no todo: Narrativas de merendeiras sobre alimentação e cuidado", Gabriela Scramingnon, Liana Castro, Maria Fernanda Rezende Nunes e Sonia Kramer discutem inicialmente as relações entre alimentação e cuidado e, em seguida, apresentam as narrativas sobre cuidado de duas merendeiras entrevistadas em uma instituição pública municipal, destacando de suas falas os desafios da profissão, as crianças como informantes do cotidiano e as merendeiras como informantes para a formulação de políticas, assim como a relação entre as merendeiras e as crianças. As observações e conversas realçam os sentidos produzidos nas práticas culturais alimentares e o cuidado concebido como o momento da alimentação, manifestando na simplicidade dos relatos os elos de pertencimento comunitário nas práticas alimentares, a experiência de comer junto, em grupo. As histórias narradas revelam uma compreensão de que a alimentação não se restringe à ingestão do alimento e de que sua oferta é uma prática de cuidado que abrange outras dimensões do humano.

Neste livro, a proposta é pensar junto com vocês, leitores, a responsabilidade da educação infantil nas práticas de alimentação nas creches e pré-escolas. Buscamos problematizar discussões que envolvem os momentos de alimentação dos bebês e das crianças, acompanhadas da seguinte indagação: o que é pedagógico na educação infantil? Não pretendemos encontrar respostas, mas construir um movimento de reflexão coletiva em torno da questão.

Gabriela Scramingnon
Liana Santos
Maria Clara Camões

1
VOCÊ TEM FOME DE QUÊ? OBSERVAÇÕES, EXPERIÊNCIAS E DIÁLOGOS INSTITUCIONAIS SOBRE A ALIMENTAÇÃO DAS CRIANÇAS

Gabriela Scramingnon
Liana Santos
Maria Clara Camões

Precisa comer tudo?

Pode ou não levar lanche?

Pode ou não conversar na hora da comida?

Quem acompanha as crianças no horário das refeições?

Quem define o que pode e o que não pode comer na escola?

Pode comer e beber ao mesmo tempo?

Come na sala ou no refeitório?

Quem define os horários da alimentação na escola?

Pode comemorar aniversário na escola?

O que é comida saudável?

O que as crianças dizem sobre a alimentação na escola?

Como a escola faz com quem tem restrição alimentar?

A criança que dorme na hora do lanche ou do almoço pode comer depois?

Temos que comunicar aos responsáveis das crianças se elas almoçaram ou não na escola?

É ou não importante que as famílias tenham acesso ao cardápio semanal?

Pode ou não ter cantina na escola?

As indagações que iniciam este capítulo compõem uma coleção de registros da trajetória de uma das professoras autoras deste texto, que, no movimento de se interessar pelo que é dito pelas crianças e para as crianças nas instituições, especialmente acerca do tema alimentação, retoma essas indagações e as organiza em diálogo com as experiências das duas outras professoras, também autoras e organizadoras deste livro, mobilizadas pelo desejo de iniciar, compor e propor reflexões com as crianças, com base na temática central desta obra. Tais questões principiam nosso movimento reflexivo tanto nas instituições de educação infantil (EI) quanto nos espaços de formação inicial e continuada de professores.

Especialmente em relação ao tema da alimentação, compreendemos que essa é uma temática importante em todas as etapas da educação básica (EB) e, por que não, no ensino superior. Escrevendo este texto, compartilhamos a vivência de uma aluna da graduação que chorava sem parar durante a aula e que, diante do questionamento sobre o que a sensibilizava, evidenciou que o choro era motivado pela fome. Explicou que o tempo que tem para almoçar no bandejão da universidade, entre a sua chegada e o horário de aula, era muito curto, e o local estava sempre muito cheio, com filas imensas. Contou que sempre chegava do estágio obrigatório próximo ao horário da aula e tinha de optar entre chegar atrasada ou almoçar. Disse que só tinha dinheiro para se alimentar no bandejão e, como não havia sido possível, porque tinha de participar de uma atividade importante no início da aula, acabou ficando sem comer. Não daremos conta aqui de contemplar o debate das relações cotidianas que envolvem a alimentação nos espaços educacionais, mas corroboramos a ideia de que não é uma discussão exclusiva da EI. A hora de comer, onde comer, o que comer, com quem comer, o que pode e o que não pode acontecer nos momentos de alimentação nas instituições fornecem pistas dos modos de relação com essas práticas nos diferentes contextos educativos. E, neste texto, propusemo-nos a pensar sobre essas relações baseadas no diálogo com crianças e adultos no cotidiano das creches e pré-escolas.

Pereira (2012), no livro *Infância em pesquisa*, intitula assim o item de um dos capítulos "um mundo inteiro nos detalhes do cotidiano", e levanta as seguintes indagações: "Como pode um mundo inteiro estar contido num pequeno fragmento? O que pode um fragmento revelar sobre o vasto mundo que o excede?" (*ibid.*, p. 29). Tendo como referência a filosofia de Walter Benjamin, essa autora explica que transitar entre o pequeno e o grande, o fragmento e o todo, o individual e o social, o instante e a época, a experiência da infância e a experiência da vida é tônica presente na filosofia benjaminiana e, em torno dela, podemos construir uma consistente metodologia de estudo.

Tomando como referências as contribuições de Benjamin e a provocação feita por Pereira, propomos uma reflexão que aposta no olhar para o cotidiano, para as sutilezas, miudezas, os pequenos detalhes das relações que envolvem a alimentação na EI e que compõem a vida "dentro" da escola, mas que carregam a vida "fora" dela.

Nesse diálogo, o primeiro item deste capítulo tratará da educação infantil como primeira etapa da EB, considerando sua função. Em seguida, discutiremos alguns princípios em relação às práticas de alimentação na educação infantil que permeiam o debate aqui proposto. O terceiro item se debruçará sobre fragmentos do cotidiano das creches e pré-escolas, com base em reflexões mobilizadas pelos diálogos entre crianças e adultos.

A educação infantil e sua função como primeira etapa da educação básica

Diante da ampliação do acesso das crianças às creches e às pré-escolas, diferentes temas têm ocupado a agenda política. Como última etapa a compor a EB, mas constituindo-se como a primeira das etapas da EB, a EI enfrenta desafios ainda relacionados à história de seu atendimento no contexto brasileiro. É preciso reafirmar constantemente que a opção brasileira foi de manter na educação o atendimento de 0 a 5 anos, sendo, portanto, um direito de todos os bebês e crianças e não um direito das famílias trabalhadoras. Além disso, definiu-se que o profissional que atua na creche e na pré-escola é um docente com a formação mínima exigida na Lei de Diretrizes e Bases da Educação Nacional (LDB), Lei n. 9.394/1996, que é regida pelas orientações e legislações da EB, tendo hoje um conjunto de diretrizes e normas sobre seu funcionamento, seja em torno do trabalho cotidiano nas instituições, seja na implementação de políticas que orientam seu funcionamento. Essa lei vem sendo contemplada pela política educacional em termos de financiamento (Fundeb) ou do estabelecimento de metas e objetivos a serem alcançados (PNE).

No campo dos estudos debruçados sobre o atendimento à EI, os resultados indicam que os maiores desafios são os relacionados ao trabalho cotidiano com os bebês e as crianças (Kramer, 2009). Para essa justificativa, entendemos que uma das hipóteses está atrelada à constituição da EI no campo da assistência, o que faz com que haja tensões em relação à sua função tanto no discurso como na prática. É para educar ou cuidar?

Mesmo com todos os avanços teóricos e políticos que justificam a indissociabilidade dessas duas ações, essa ainda é uma questão que parece não resolvida e que respalda a contratação de profissionais não habilitados para atuação com as crianças no trabalho cotidiano nas instituições. Ao tratarmos dessa discussão, indagamos: precisamos dizer que a EI educa e cuida? Educar, por si só, não deveria abarcar o cuidado? É possível educar sem cuidar quando tratamos do cuidado de uma perspectiva ética, de dimensão humana? Nessa direção, concordamos que o cuidado teria suas especificidades na EI, mas se evidencia como direito dos sujeitos em todas as etapas da EB e também do ensino superior.

Da perspectiva de afastar a ideia do assistencialismo e caracterizar a EI como educação, há um movimento de aproximação de práticas dos anos iniciais do ensino fundamental. Nessa direção, torna-se comum observar movimentos que caminham em prol de uma etapa preparatória para a seguinte e acabam por esvaziar a EI de seus próprios objetivos, tais quais previstos nas Diretrizes Curriculares Nacionais para a Educação Infantil (DCNei) (Brasil, 2009a). Diante de tal proposição, observa-se, ainda, um investimento na alfabetização precoce das crianças e uma antecipação de conteúdos com base numa prática que escolariza em seus efeitos mais nocivos, na transformação de crianças em alunos (Motta, 2010).

A LDB, Lei n. 9.394/1996, em seu artigo 29, define que a finalidade da EI é o "desenvolvimento integral da criança de até 5 anos, em seus aspectos físico, psicológico, intelectual e social, complementando a ação da família e da comunidade". O texto da lei não fragmenta ou hierarquiza o desenvolvimento das crianças e o ressalta como complementar à ação da família, destacando-se por compreender a importância de um trabalho que dialogue com os responsáveis das crianças.

A concepção integral de desenvolvimento é também expressa nas DCNei, documento que concebe o currículo como conjunto de práticas que buscam articular as experiências e os saberes das crianças com "os conhecimentos que fazem parte do patrimônio cultural, artístico, ambiental, científico e tecnológico, de modo a promover o desenvolvimento integral de crianças de 0 a 5 anos de idade" (Brasil, 2009a).

Segundo as DCNei, as propostas pedagógicas devem respeitar princípios éticos, estéticos e políticos no cumprimento da função sociopolítica e pedagógica da primeira etapa da EB:

> I - oferecendo condições e recursos para que as crianças usufruam seus direitos civis, humanos e sociais; II - assumindo a responsabilidade de compartilhar e complementar a educação e cuidado das crianças com as famílias; III - possibilitando tanto a convivência entre crianças e entre adultos e crianças quanto a ampliação de saberes e conhecimentos de diferentes naturezas; IV - promovendo a igualdade de oportunidades educacionais entre as crianças de diferentes classes sociais no que se refere ao acesso a bens culturais e às possibilidades de vivência da infância; V - construindo novas formas de sociabilidade e de subjetividade comprometidas com a ludicidade, a democracia, a sustentabilidade do planeta e com o rompimento de relações de dominação etária, socioeconômica, étnico-racial, de gênero, regional, linguística e religiosa.

O texto das DCNei ressalta o compromisso da EI com o direito "à proteção, à saúde, à liberdade, à confiança, ao respeito, à dignidade, à brincadeira, à convivência e à interação com outras crianças". O inciso VI do artigo 9º indica a responsabilidade de as propostas pedagógicas possibilitarem "situações de aprendizagem mediadas para a elaboração da autonomia das crianças nas ações de cuidado pessoal, auto-organização, saúde e bem-estar". Nesse sentido, o bem-estar das crianças está atrelado à educação que cuida como ação pedagógica.

Dessa mesma perspectiva, os indicadores de qualidade da EI ressaltam, na dimensão "promoção da saúde", a alimentação das crianças como responsabilidade das creches e pré-escolas, propondo três indagações referentes à temática:

> A instituição dispõe de um cardápio nutricional variado e rico que atenda às necessidades das crianças, inclusive daquelas que necessitam de dietas especiais? As professoras seguem um programa da instituição para a retirada da mamadeira e a introdução de

alimentos sólidos (frutas, verduras)? A instituição possibilita o acesso ao leite materno? (Brasil, 2009b, p. 48).

Com respaldo da documentação orientadora do trabalho na EI, aprendizado, desenvolvimento e construção do conhecimento estão inteiramente relacionados a experiências vividas pelas crianças nas instituições. Entretanto, ainda é preciso desconstruir as dicotomias que distanciam os objetivos do atendimento do que preconiza a legislação. O currículo da EI como espaço de relação entre os saberes historicamente construídos e os saberes das crianças se mostra insuficiente na supervalorização da dimensão cognitiva, de uma perspectiva etapista e fragmentada. As crianças se tornam sujeitos na concretude das relações sociais de sua vida. O desenvolvimento é processo multifacetado, histórico, marcado pela diversidade de experiências, incluídos afetos, emoções, movimentos. A aprendizagem é uma experiência relacional, singular, inventiva, cotidiana e criativa inerente à vida (Sancovschi; Kastrup, 2013).

A definição de uma identidade para essa etapa, que se afaste do cunho assistencialista, encontra justificativa na defesa de que atuar na alimentação das crianças esvazia a função docente, sendo direcionada a alguém com menos formação. Diante de tal perspectiva, "educar" cabe ao professor; a alimentação, como ação de cuidado, não compõe o planejamento de seu trabalho, sendo de responsabilidade de um auxiliar de turma ou de outro profissional. O que seria da dimensão do "cuidado" tem menor *status*, demandando pouco investimento em relação ao que denominamos "pedagógico".

O cuidado na EI – e na educação em geral – tem sido marcado por ambiguidades e tensões, já que está associado a uma tarefa, muitas vezes, repudiada por professores, que acabam por relegar o cuidado a outros profissionais (auxiliares, monitores, serventes) com menos escolaridade. A sociedade brasileira, marcada por um longo período de escravidão, identifica o cuidado como uma atividade do âmbito doméstico, realizada por quem não aprendeu a fazer outra coisa. Ter de exercer essa função na escola é, para muitos professores, ser desvalorizado (Kramer, 2005).

Na disputa de concepções, nas ambiguidades que têm permeado suas funções, alguns temas parecem ocupar um lugar de pouco destaque nas discussões do cotidiano da EI e do próprio campo teórico dos estudos da infância, como é o caso do debate em torno das práticas que envolvem a alimentação nas creches e pré-escolas.

No intuito de conhecer e mapear a produção de pesquisas com o mesmo objeto ao qual nos dedicamos a investigar, foi realizada uma revisão bibliográfica da temática no Grupo de Trabalho (GT) 7 "Educação de crianças de 0 a 6 anos", da Associação Nacional de Pós-Graduação e Pesquisa em Educação (Anped),[1] no período que corresponde à 33ª reunião, em 2010, e à 40ª, em 2021, considerando todos os trabalhos completos do GT. A 41ª reunião não foi considerada, porque os anais não estão disponíveis no *site* da associação.

A amostra reuniu 185 trabalhos, e o resultado indicou a inexistência de estudos com a temática da alimentação na EI. Não há indicativo dessa discussão no título ou no resumo dos trabalhos. A surpresa do resultado indicou outro caminho de busca, a pesquisa de dissertações e teses no banco da Capes, utilizando os termos "alimentação", "refeitório", "comer", "refeições", combinados com "creche", "pré-escola" e "educação infantil". O levantamento constatou que o debate em torno das práticas que envolvem a alimentação na EI no campo educacional é incipiente. A discussão da alimentação se concentra em algumas áreas da saúde: nutrição, enfermagem, saúde pública, medicina. Na área de educação, foram encontradas duas pesquisas de uma mesma autoria.

Lessa (2011), em sua pesquisa de mestrado, buscou obter uma visão geral das relações sociais estabelecidas nos momentos de alimentação de uma creche pública. Como resultado, identificou o espaço alimentar da creche regido por um conjunto de normas fundadas em uma "educação tradicional, baseada na imposição e na reprodução de modelos

1. Acredita-se que a escolha por essa plataforma de busca, que compõe o repertório científico das reuniões nacionais, sistematiza tendências e demandas de pesquisa que, sem dúvida, expressam parte significativa da produção nacional no campo da educação.

comportamentais e de valores" (*ibid.*, p. 195). A autora destaca uma forma sutil e simbólica de violência que emerge do poder das instituições na fabricação de um ofício de aluno. Por outro lado, o estudo indica a potencialidade das crianças nas relações com outras crianças, na construção de formas de sociabilidade, em oposição àquelas estabelecidas verticalmente. "Assim, por uma margem de operação, em um instante de espaço de liberdade, as crianças elaboram e socializam com seus pares manobras táticas que lhes permitem recriar as regras e prescrições do espaço alimentar" (*ibid.*, p. 197).

Já em sua pesquisa de doutorado, Lessa (2019) investigou os determinantes materiais e simbólicos que condicionam as relações e práticas do comer das crianças no espaço coletivo da EI, por meio da análise de como esses determinantes são por elas reproduzidos e transformados na relação educativa. Ressalta, como consideração do estudo, duas relações de força, intergeracionais e intrageracionais, operando na instituição observada na construção do espaço social e das regras do comer. Valendo-se delas, aponta três regras construídas nas posições ocupadas por crianças e adultos nas relações e que consistiram no que nomeou como:

> [...] regras explícitas, regras implícitas e regras ocultas. As primeiras, observamos no âmbito das relações adultos-crianças mais novas; a segunda, no âmbito das relações adultos-crianças mais velhas; e a terceira, no interior das relações entre as diferentes idades das crianças (3 a 6 anos) (Lessa, 2019, p. 294).

Além dos modos distintos de organização da alimentação na creche, o tempo foi observado pela autora como um dos determinantes que condicionam as práticas do comer das crianças. A marcação de tempo, que regula os momentos das refeições na rotina da creche e, assim, das ações das crianças, acaba por acentuar uma regularidade que permite às professoras ter o domínio das suas atividades diárias.

Tais estudos oferecem uma importante contribuição para o trabalho cotidiano nas creches e pré-escolas, com elementos que podem compor a formação dos profissionais da EI, por mostrar, com base nos resultados das pesquisas, que as práticas do comer devem ser compreendidas como um fenômeno complexo e multidimensional.

Alimentação na escola: Questões pedagógicas e curriculares

Compreendemos aqui a alimentação das crianças na EI como ação que ultrapassa a ideia de oferta, de uma perspectiva dietética, do ato de comer e de nutrir-se como ato instintivo movido pela sensação de fome. Para Moreira (2010, p. 23), o comportamento alimentar do ser humano não se diferenciou do biológico apenas pela invenção da cozinha, mas também pela comensalidade, ou seja, pela função social das refeições:

> Comensalidade deriva do latim "mensa" que significa conviver à mesa e isto envolve não somente o padrão alimentar ou o que se come mas, principalmente, como se come. Assim, a comensalidade deixou de ser considerada como uma consequência de fenômenos biológicos ou ecológicos para tornar-se um dos fatores estruturantes da organização social. A alimentação revela a estrutura da vida cotidiana, do seu núcleo mais íntimo e mais compartilhado. A sociabilidade manifesta-se sempre na comida compartilhada.

A afirmativa da autora destaca a função social da alimentação. Nesse sentido, os momentos de alimentação nas instituições são reflexões que devem compor o currículo da EI e constituem a prática pedagógica, compreendida como princípio que fundamenta a discussão proposta neste livro. O pedagógico nessa concepção não se fragmenta.

Dessa perspectiva, discutir alimentação nas creches e pré-escolas é considerar os aspectos relacionais de um trabalho que contempla as experiências das crianças, de suas famílias e dos profissionais no diálogo com a comunidade escolar. Precisamos estar atentos, porque, como adultos, diante da experiência de uma longa vida como estudantes e do retorno à escola como professores e professoras, às vezes, não é fácil a desconstrução de nossas certezas sobre um lugar aparentemente tão conhecido por nós. E, se temos experiência com a escola, que dirá com a alimentação! Como necessidade vital, alimentamo-nos desde sempre. E nossa história com a alimentação é carregada de muitas outras histórias. Como sujeitos da cultura, quando falamos de alimentação, há conosco histórias familiares, experiências sociais, aprendizados que fomos construindo em nossas trajetórias. Existem certezas, intuímos, temos dúvidas. Como adultos, professores e pesquisadores, não nos desconectamos de quem somos e de como temos nos constituído durante a vida. Assim, entendemos que a forma como encaminhamos o trabalho com a alimentação nas instituições de EI é prenhe de cada um de nós. No entanto, insta que indaguemos: como nos relacionamos com esse desafio? Com base no que somos e em como nos constituímos nessa relação, partindo de um único ponto de vista.

O princípio de que a alimentação na EI é direito das crianças levanta questionamentos importantes acerca dos modos como tal afirmativa faz incidir sobre as crianças discursos como: precisa comer tudo; não pode jogar comida fora; precisa aceitar tudo o que é ofertado pela escola.

A discussão relacionada à cultura é outro princípio importante nesse debate. O que é ou não é saudável e o que construímos como afirmações em relação às práticas de alimentação são questões que abrangem uma perspectiva cultural. Cultura, para Geertz (1989), é campo de disputa; sua identidade inclui múltiplas vertentes e é definida por várias perspectivas. Para Bakhtin (1992), ao nascer, os indivíduos penetram na cultura e, no decorrer da vida, contribuem para o desenvolvimento e restabelecimento de seus significados. Crianças e adultos são sujeitos de cultura, produzem cultura e são nela produzidos, e a alimentação é experiência de cultura.

> Cultura é a maneira como um grupo cria ou reelabora formas de vida e estabelece significados sobre a realidade que o cerca: as maneiras de falar, vestir, *comer*, rezar, punir, matar, nascer, enterrar os mortos, chorar, festejar, envelhecer, dançar, silenciar, gritar e brincar (Simas, 2017, grifo nosso).

Trazer a concepção de cultura para sua forma plural é admitir a não existência de superioridade ou inferioridade de culturas. Tal concepção abre caminhos para a existência de culturas diversificadas e das possíveis correlações entre elas. Engloba formas de vida que constituem e são criadas por crianças e adultos. A infância é entendida como construção histórica, cultural e social, e a criança é sujeito histórico, ator social.

> Pessoa de pouca idade, que produz cultura, é nela produzida, brinca, aprende, sente, cria, cresce e se modifica, ao longo do processo histórico que constitui a vida humana. As crianças são constituídas a partir de sua classe social, etnia, gênero e por diferenças físicas, psicológicas e culturais (Kramer; Motta, 2010).

Essa concepção convida a olhar as crianças como pessoas que não recebem o mundo de modo passivo, mas o reinterpretam criativamente. Nesse processo, produzem cultura e criam ainda suas próprias culturas de pares, "um conjunto estável de atividades ou rotinas, artefatos, valores e interesses que as crianças produzem e compartilham na interação com seus pares" (Corsaro, 2005, p. 1). Crianças em interações produzem cultura. Tal compreensão das crianças como atores sociais incorpora também fatores estruturais que as afetam, tais como classe social, raça, etnia, gênero, diferenças físicas, psicológicas e culturais, o que reforça a visão não uniformizadora da infância (Corsaro, 2011; Sarmento, 2005). Trata-se de considerar as diversas condições de vida das crianças e suas consequências no debate acerca da alimentação na EI.

Essa discussão também considera que o debate em torno da alimentação não pode ignorar a discussão de poder e de classe, considerando as desigualdades sociais que caracterizam o Brasil e o lugar dos sistemas de ensino muitas vezes como espaços de imposição e reprodução de um arbitrário cultural, cuja repetição contribui para perpetuar as relações entre os grupos ou as classes (Bourdieu; Passeron, 2008).

Tratar das questões relativas à alimentação na EI evidencia a necessidade de também abordar as questões éticas e estéticas nesses espaços que se destinam à prática alimentar. É importante pensar na adequação dos espaços, no emprego de utensílios e mobiliário e no quanto a organização desse espaço pode acolher ou não o momento reservado à alimentação das crianças. No documento *Indicadores de qualidade na educação infantil* (Brasil, 2009b), destacamos as seguintes possibilidades analíticas entre as diversas dimensões que qualificam o atendimento: (1) crianças tendo experiências agradáveis e saudáveis com o próprio corpo; (2) respeito à identidade, aos desejos e interesses das crianças; (3) responsabilidade pela alimentação saudável das crianças; (4) espaços e mobiliário que favoreçam as experiências das crianças; (5) respeito e acolhimento. Tais perspectivas indicam a importância de tratarmos das questões éticas e estéticas dos espaços disponíveis para a alimentação, num movimento em que nos mantemos vigilantes e indagamos: que experiências as práticas alimentares institucionais têm proporcionado às crianças? Seus interesses e desejos são ouvidos nessa relação estabelecida com a comida? Prima-se pela oferta de alimentos saudáveis? Nesse movimento de alimentar, focamos ou dispensamos ações que indiquem uma prática respeitosa e acolhedora? Essas e tantas outras questões nos mobilizam nesta investigação e nos movimentam em direção a uma compreensão de que é preciso estabelecermos institucionalmente uma relação estética, primando pelo cuidado com espaço, materiais e outros, mas também estética, que abarque escuta, acolhida, cuidado.

Alimentação: Observações, diálogos, análises e caminhos reflexivos

Considerando que a discussão em torno das práticas de alimentação envolve um trabalho de escuta das crianças, de suas famílias e dos profissionais, este item se debruça sobre o diálogo com os sujeitos que vivem no cotidiano das instituições, com base no debate em torno de registros de observações dos momentos de alimentação nas creches e pré-escolas.

Porém, é preciso destacar que os registros que compõem este capítulo são parte de uma coleção. Uma coleção que foi sendo composta de fragmentos, de forma descontínua e que, agora, reagrupa-se, reúne-se como coleção que vai sendo significada com base no modo como a lemos, olhamos, reinterpretamos, sem pretensão de fixação de sentidos, e sim como faz um colecionador ao escolher formas de agrupar, organizar e dar sentido a sua coleção. Para teorizar essa perspectiva de coleção, caminhamos junto com Benjamin (1995), que, em suas obras, reconhece a escrita como percurso intermitente que sempre volta, recomeça e faz do desvio seu método. Aqui, portanto, posicionamo-nos como *colecionadoras de fragmentos*, recolhendo pela vida registros de histórias, porque, tal como aponta Benjamin, "O colecionador [...] reúne as coisas que são afins; consegue, deste modo, informar a respeito das coisas através de suas afinidades ou de sua sucessão no tempo [...] em cada colecionador esconde-se um alegorista" (*ibid.*, p. 245).

A organização dos fragmentos se dará, portanto, baseada nessas afinidades, compreendendo-as "como construção humana que obedece a critérios sempre provisórios e escolhidos" (Pereira; Macedo, 2012, p. 35); valendo-nos delas, apostamos na comunicação das experiências. Chamaremos cada narrativa de cena seguida de seu numeral, a fim de organizar didaticamente a forma como estas se apresentam no texto. As narrativas estarão associadas a fragmentos, aludindo à perspectiva benjaminiana, a mesma que abre este capítulo e que agora retomamos, para potencializar a ideia de fragmento como "um mundo inteiro nos detalhes do cotidiano". Partimos, então, dessas unidades menores de análise não com o intuito de criar generalizações baseadas em experiências singulares, mas como possibilidade de significar e mobilizar reflexões que irrompem e nos mobilizam a olhar e significar outras tantas experiências cotidianas.

Fragmentos 1: A relação com a alimentação na escola

Cena 1: Uma estudante de graduação do curso de pedagogia perguntou, em uma das aulas de estágio supervisionado de EI em uma universidade pública federal, por que as crianças em uma creche pública onde ela realizava o estágio almoçavam às dez horas da manhã e jantavam por volta das três da tarde. Outro questionamento da estudante foi em relação às crianças que não comem na escola, não aceitam nada que é oferecido e não podem levar lanche de casa, mas ficam na escola em horário integral.

Cena 2: Uma criança de uma turma de EI de uma escola pública não aceitou comer o que lhe foi oferecido no lanche, porque a merendeira disse que o cardápio era biscoito com leite. O menino disse à mãe que não tinha comido, porque era biscoito com leite. Ele, diante do enunciado da merendeira, achou que era biscoito misturado com leite e não aceitou. Passou o dia sem comer, já que ele estava em uma instituição onde as crianças não podiam levar lanche de casa.

Cena 3: No refeitório de uma instituição pública federal, com uma turma de crianças de 4 anos, uma delas, logo que entrou, fez o seguinte pedido à professora: "Você pode ligar para pedir um burrito para mim? É para entregar agora". Nos primeiros dias de aula, na primeira experiência de alimentação na escola, no horário normal de atendimento, a turma foi para o refeitório, lugar tão conhecido por nós, professores, mas não pelas crianças que frequentavam a escola pela primeira vez.

As três cenas narradas mobilizam importantes reflexões sobre gostares, práticas, experiências e modos, muitas vezes, "duros" de viver/ experimentar a relação com a comida no ambiente escolar: horários que se distanciam de uma realidade vivida fora da escola, narrativas e enunciações que afastam o desejo da experimentação pelo medo do desconhecido; desconhecimento das relações que se dão nesse espaço que se destina à alimentação diária das crianças. Evocamos aqui a perspectiva enunciativa de Bakhtin (2006), pois esse autor, ao conceber a prática viva da língua, afasta-se da interação com a linguagem como sistema abstrato de normas. As palavras estarão sempre carregadas de um sentido ideológico e vivencial. As cenas narradas nos fragmentos anteriores apontam para uma relação com a língua e com a cultura baseada em diferentes modos de viver a relação com a alimentação. E como essa relação com a diferença é privilegiada? Como fugir das armadilhas e normatizações que intentam definir, *a priori*, práticas, concepções e se distanciam dos enunciados e experiências singularmente significados?

Fragmentos 2: A alimentação como expressão das culturas

Cena 1: No horário do almoço das crianças de uma instituição pública, a professora tentava fazer com que uma criança de sua turma, que se recusava a comer, pelo menos experimentasse a comida. Preocupada com o fato de a criança ficar com fome, a professora utilizou diferentes argumentos na tentativa de que ela comesse. Em um determinado momento, disse: "Come, para você ficar forte e grande como a fulana", referindo-se à cozinheira, que era uma mulher alta e forte. Imediatamente, a criança disse: "Eu não quero ficar desse tamanho, porque todos os meus amigos são pequenos!". Diante da justificativa da criança, a professora já não tinha argumento para aquela negociação.

> Cena 2: Na hora do almoço em uma escola pública, a professora entra no refeitório e se depara com a seguinte cena: uma criança sentada à mesa, diante do prato de comida servido pela escola, tira da mochila um pote cheio de salada. Era muita salada. A professora se aproximou da criança, porque percebeu que estava acontecendo um certo desentendimento da criança que tinha levado a salada com as outras crianças que estavam próximas dela no refeitório. A professora resolveu ligar para a responsável da criança para tomar conhecimento do que estava acontecendo, do motivo que fazia com que a menina levasse uma marmita de legumes e verduras como complementação do almoço.

Em mais essas duas cenas, mobilizam-se sentidos e enunciações que tendem a formatar e definir aprioristicamente os modos como cada um cria relações com a alimentação como prática cultural e, diante disso, as práticas instituídas como definição arbitrária que se distanciam dessas experiências singularmente significadas. Tal qual a menina que não queria crescer logo, todos os dias as crianças nos desafiam com suas justificativas, com seus modos de compreensão da vida, com suas experiências de infância. Lembram-nos de que podem nos ajudar como adultos, porque têm uma experiência diferente da nossa. Conforme afirma Benjamin, a relação com a infância é a possibilidade do novo no sempre igual. E, nessa relação, a escola pode ser outra, os adultos também podem ser outros. As contribuições das crianças podem alterar a "forma" como a escola se organiza. As crianças significam o mundo com base nas diferentes relações que estabelecem com ele e vão tornando suas experiências comunicáveis. Benjamin reclama do modo como os adultos, com muita facilidade, afastam-se de seus sonhos juvenis, levando-os a um empobrecimento do diálogo entre as diferentes gerações (Pereira; Macedo, 2012). Como, então, pensar nas múltiplas possibilidades mobilizadas pela abertura aos enunciados infantis? Como colocar em cena fragmentos de diferentes histórias sem, contudo, estereotipar, fixar, definir *a priori* modos únicos de se relacionar com a cultura, com a vida e com as práticas alimentares como expressão da cultura?

Fragmentos 3: A alimentação como experiência ética

Cena 1: Hora do almoço. Do balcão, as merendeiras entregavam os pratos prontos às crianças. O balcão era alto e as crianças não conseguiam ver a comida nos pratos já montados com todos os alimentos do dia. Algumas crianças diziam não querer um ou outro alimento, mas a resposta das merendeiras era que tinham de colocar tudo no prato. Algumas crianças se recusavam a comer quando viam que havia feijão. E, por mais que ouvissem das professoras que podiam deixar no canto do prato o que não desejassem comer, para algumas, essa saída não era negociável. Ao se sentarem à mesa, comiam com os pés pendurados sem apoiá-los no chão, porque as cadeiras eram altas demais para elas. A mesa também, o que dificultava o manejo dos talheres. Ao pegarem o mamão como sobremesa ofertada no dia, a merendeira orientava que deveriam comê-lo em volta da lixeira cheia de lixo. A professora questionou a orientação e disse que as crianças não comeriam ali. Pediu um pote para a hora da sobremesa e a merendeira disse que não daria, tendo em vista que eram muitos potes para lavar e ela teria de receber a outra turma em breve. A professora disse que, então, as crianças comeriam no prato do almoço que tinham acabado de usar, utilizando-o como apoio para a fruta. A merendeira negou a solução e disse que precisava dos pratos para lavar. Diante da falta de acordo, a direção precisou fazer uma mediação, afirmando que as crianças não deveriam e não poderiam comer na "boca" do lixo. Incomodava, ainda, a sujeira do refeitório, a quantidade de restos de alimento na mesa entre uma refeição e outra. A justificativa era de que não dava tempo de limpar.

Cena 2: As crianças entram para o almoço no refeitório e se aproximam do balcão onde as merendeiras colocam a comida no prato. Referindo-se às crianças pelos seus nomes, a merendeira vai compondo o prato de acordo com a preferência das crianças. Feijão embaixo, feijão em cima, muito caldo, pouco caldo. Com o prato feito, as crianças vão se sentando, e, depois de toda a turma ser servida, as merendeiras saem de trás do balcão e se sentam à mesa com as crianças. Uma criança pede a uma das merendeiras que amasse a batata para ela, e a merendeira amassa. Outra criança pede que corte a carne, e ela corta. Uma criança parece ter dificuldade para comer sozinha, e uma das merendeiras vai dando a comida na boca.

Nas cenas em destaque, trazemos relatos que evidenciam modos distintos de significar as experiências alimentares nas instituições. Na cena 1, destacamos não haver nenhum detalhe que mostrasse cuidado com a estética do espaço. Era proibido ter uma toalha na mesa, e não havia guardanapo disponível para as crianças nas refeições. O que justificava a ausência de um olhar para os espaços de alimentação das crianças? Que relação isso tem com a forma como nós, adultos, nos alimentamos? Incomodava ver professoras comendo em pé, andando pelo refeitório com o prato na mão. O que ensinamos às crianças com nossos gestos? Muitas instituições têm apostado na garantia de espaços convidativos para as crianças. Entretanto, ainda nos deparamos com espaços descuidados em relação tanto às questões éticas como estéticas. Quais sentidos atribuímos às práticas alimentares quando os enunciados e ações advindas deles apontam para um descuido do outro? A postura do adulto implica uma atitude ética, modos possíveis de se relacionar com o mundo, formas de acolher e cuidar, de tal maneira que considerar a qualidade ética nas relações de cuidado implica escuta, acolhida e aposta em sentidos alterados também pelas experiências das crianças e pelos modos como a infância como experiência, como acontecimento, pode romper com o instituído que se afaste dos modos como as crianças significam o mundo.

Fragmento 4: A alimentação como direito

Cena 1: Uma criança de uma instituição pública municipal tem preferência por comida seca, sem molho, não gosta de feijão. A escola chamou os pais para informar-lhes que seria um problema ela não se alimentar na escola, que, se a criança não se alimentasse, não teria como continuar na escola, porque seria uma jornada de sete horas de atendimento sem comer. Os pais tiveram de ir ao pediatra e ao nutricionista por orientação da escola para obter um laudo que comprovasse a seletividade alimentar da criança. Diante do laudo, a criança foi autorizada pela escola a levar a comida de casa. A instituição orientou que a família levasse a comida da criança diariamente, às onze da manhã. A família comunicou que o horário era inviável, porque todos estariam trabalhando nesse horário e solicitou que a comida fosse entregue pela manhã, na entrada da criança na escola. O pedido foi atendido, e a refeição foi acondicionada em uma bolsa térmica com gelo para manter a temperatura. Na hora da refeição, a comida foi servida gelada à criança, da forma como estava na bolsa térmica. A escola avisou que não tinha como esquentar. Na mesma turma, uma criança, diante da mesma exigência da instituição, saiu da escola.

A alimentação escolar é um direito legalmente garantido no Brasil. O Programa Nacional de Alimentação Escolar (Pnae) consiste em uma política pública de ações de educação alimentar e nutricional e oferta de refeições que cubram as necessidades nutricionais das crianças durante o período letivo. A cena descrita indica como a interpretação da norma pode caminhar na contramão da garantia do direito. A exigência de um laudo médico para que uma criança possa ser atendida em sua necessidade básica vital mostra a burocratização das relações. Diante da realidade de um país desigual como o nosso, em que as pessoas não têm acesso a serviços básicos de saúde, sabemos da dificuldade da emissão de um laudo médico. Vale indagar se, nas relações estabelecidas entre os sujeitos no cotidiano escolar, precisamos direcionar à medicina a responsabilidade de quem define um encaminhamento que pode ser dado pela escola. O que a própria criança estava dizendo com sua recusa alimentar não seria uma responsabilidade da instituição?

Para além da exigência do laudo médico, houve a exigência de que a família comparecesse à escola para a garantia da alimentação da criança, já que a instituição informava que não poderia manipular um alimento que não fosse preparado na escola. Nesse sentido, o horário imposto aos pais inviabilizava que atendessem à demanda. Todas as famílias teriam condições em suas organizações de vida de cumprirem tais exigências? E, como se não bastasse, houve a ameaça de que a criança teria de sair da escola caso não se alimentasse.

Não podemos desconsiderar que essa cena traz para o debate a discussão de classe, muitas vezes marcada pelos próprios trabalhadores da escola pública, que, em muitos contextos, pertencem à mesma classe social dos estudantes, conhecem e vivem a mesma realidade, mas ainda não incorporaram o discurso da escola pública como direito, mas, sim, como benesse. Ainda nos deparamos com uma construção histórica que compreende o serviço público como favor. O lugar ocupado pelos servidores nos convida a pensar na ideia de discricionariedade no serviço público, conceito importante para entendermos o estudo da burocracia pública. A flexibilidade ou a inflexibilidade na interpretação da norma é posta na ação dos profissionais nas instituições onde atuam.

Lotta (2021), ao discutir a atuação dos diferentes sujeitos nas camadas da burocracia, chama atenção para o fato de que, muitas vezes, a burocracia é quem põe a política em ação. Lotta e Santiago (2017, p. 23) definem os burocratas como agentes que atuam dentro da máquina estatal e materializam as políticas públicas, desempenhando um papel importante na governança e organização de muitas instituições. O estudo de Lotta (2021, p. 7) fornece importantes contribuições para analisar como se dá a concretude das políticas públicas, suas fases e seus atores dentro das camadas da burocracia:

> Mais do que um erro da implementação, a distância entre quem formula e quem implementa dá espaço para transformações, adaptações e interpretações que ressignificam os propósitos iniciais das políticas à luz das condições reais que são encontradas na implementação. Se esta é uma questão importante para os formuladores de políticas que muitas vezes se frustram em não verem os resultados sendo alcançados, é uma preocupação ainda maior para se pensar processos de inclusão social e combate às desigualdades, especialmente em contextos de muita diversidade e heterogeneidade, como é o brasileiro.

Mesmo diante de normas e orientações, é preciso considerar que os diferentes atores, denominados por Lotta de burocratas, são sujeitos com suas crenças e valores próprios, que influenciam sua prática, ou seja, os burocratas fazem uso de sua "discricionariedade", conceito que pode ser entendido como espaço de ação/decisão de que os atores dispõem no exercício da sua função. Nesse sentido, é preciso olhar para a discricionariedade dos burocratas na entrega dos serviços públicos aos seus destinatários, definida "como o momento em que os burocratas determinam a natureza, a quantidade e a qualidade dos benefícios e/ou sanções" (Lima, 2019, p. 89). Considerando a situação apresentada, podemos indagar o que, de fato, é uma norma rígida no cotidiano das instituições e o que pode ser flexibilizado de acordo com as interpretações dos sujeitos. Acreditamos que há instituições com encaminhamentos diferentes, mesmo dentro de uma mesma rede de ensino.

Tratando da alimentação escolar, tais decisões carregam perspectivas culturais e sociais dos atores envolvidos nesses processos. Entretanto, não é possível estabelecer um padrão cultural determinante em relação à alimentação, já que os contextos e os sujeitos são diversos. Que aberturas há para o diálogo com as famílias? Que outros elementos são fundamentais para entender esse processo? Por que, para alguns adultos, o cotidiano com as crianças é tão rígido e duro?

Cenas como a descrita são difíceis de observar ou relatar. Entretanto, precisamos reafirmar a educação como direito das crianças e a possibilidade de contar com elas para a construção de um outro modo de viver o cotidiano escolar. Parece haver uma invisibilidade da criança como sujeito que tem desejos, vontades, que faz escolhas, também alimentares, assim como nós, adultos. Como temos nos posicionado na relação com as crianças? Indiferentes? A relação com as crianças propõe um convite à reflexão de nossa humanidade na condição de sujeitos responsáveis por elas, pela garantia de sua proteção e de seus direitos.

Considerações para continuar o debate

A gente não gostava de explicar as imagens...
porque explicar afasta as falas da imaginação.
Manoel de Barros (2013)

Manoel de Barros é quem convidamos para tecer este fim reticente, no qual evocamos reflexões que nos manterão no debate. Embora nossas análises das diferentes cenas se aproximem do que Manoel de Barros chamaria de imagens explicadas, compomos esse movimento como parte de um processo reflexivo sem ponto-final, em um movimento em que a reunião dos fragmentos nos permite significar sem fixar, aludir sem determinar e mobilizar sentidos enunciados como um processo ininterrupto de comunicação, tal qual Bakhtin nos provoca a fazer.

Dessa maneira, sabemos haver um limite tênue entre a normatização e a capacidade da escola de dialogar com as experiências singulares de crianças e famílias. Não estamos aqui afirmando que a alimentação na escola deva funcionar respeitando um critério estabelecido por cada família. No entanto, entendemos a escola como espaço coletivo, plural, lugar onde acordos e pactos podem ser feitos em prol da experiência educativa de toda a comunidade escolar: das crianças, dos profissionais e das famílias. Entretanto, o discurso da coletividade, das regras e normas não pode apagar as singularidades dos sujeitos, e entendemos que as saídas para os desafios postos no cotidiano são construídas no diálogo com a participação de todos.

Diante dos tantos desafios que envolvem as práticas de alimentação na escola, como construir uma rotina de alimentação que dialogue com a realidade dos diferentes contextos e sujeitos? Como ajustar normas e combinados em prol do bem-estar das crianças? Como explicar imagens sem afastar a imaginação?

Mantemo-nos vigilantes e reflexivas, apostando em movimentos éticos de escuta e cuidado, de valorização das culturas e de sensibilização dos adultos, para que possamos deixar a pergunta que intitula este texto sempre em aberto: "E você, tem fome de quê?".

Referências

BAKHTIN, M. *Estética da criação verbal*. São Paulo: Martins Fontes, 1992.

BAKHTIN, M. *Marxismo e filosofia da linguagem*: problemas fundamentais do método sociológico da linguagem. São Paulo: Hucitec, 2006.

BARROS, M. de. *Menino do mato*. Rio de Janeiro: Alfaguara, 2013.

BENJAMIN, W. *Obras escolhidas II*: rua de mão única. São Paulo: Brasiliense, 1995.

BOURDIEU, P.; PASSERON, J. C. *A reprodução*: elementos para uma teoria do sistema de ensino. Petrópolis: Vozes, 2008.

BRASIL. *Lei de Diretrizes e Bases da Educação Nacional*. Lei Federal n. 9.394, de 20 de dezembro de 1996. Brasília: Presidência da República/Casa Civil, 1996. Disponível em: https://www.planalto.gov.br/ccivil_03/leis/l9394.htm. Acesso em: 1 mar. 2025.

BRASIL. Diretrizes Curriculares Nacionais para a Educação Infantil. Resolução CNE/CEB n. 5/2009. *Diário Oficial da União*, Brasília, 18 dez. 2009a, seção 1, p. 18.

BRASIL. Ministério da Educação/Secretaria da Educação Básica. *Indicadores de Qualidade na Educação Infantil*. Brasília: MEC/SEB, 2009b.

CORSARO, W. Entrada no campo, aceitação e natureza da participação nos estudos etnográficos com crianças pequenas. *Educação e Sociedade*, Campinas, v. 26, n. 91, p. 443-464, maio/ago. 2005. Disponível em: https://www.scielo.br/pdf/es/v26n91/a08v2691.pdf. Acesso em: 20 maio 2024.

CORSARO, W. *Sociologia da infância*. Porto Alegre: Artmed, 2011.

GEERTZ, C. *A interpretação das culturas*. São Paulo: Guanabara Koogan, 1989.

KRAMER, S. *Profissionais de educação infantil*: gestão e formação. São Paulo: Ática, 2005.

KRAMER, S. (org.). *Retratos de um desafio*: crianças e adultos na educação infantil. São Paulo: Ática, 2009.

KRAMER, S.; MOTTA, F. Verbete criança. *In*: OLIVEIRA, D. A.; DUARTE, A. C.; VIEIRA, L. F. *Dicionário trabalho, profissão e condição docente*. Belo Horizonte: Gestrado/FAE/UFMG/MEC, 2010. Disponível em: http://www.gestrado.org/?pg=dicionario-verbetes&id=107. Acesso em: 6 jun. 2024.

LESSA, J. S. *O espaço alimentar e seu papel na socialização da infância*: o caso de uma creche pública. 2011. Dissertação (Mestrado em Educação) – Universidade Federal de Santa Catarina, Florianópolis, 2011. Disponível em: https://repositorio.ufsc.br/handle/123456789/95440. Acesso em: 5 abr. 2024.

LESSA, J. S. *Infância, educação e processos geracionais*: um estudo das relações e práticas do comer das crianças em um contexto público de educação infantil. 2019. Tese (Doutorado em Educação) – Universidade Federal de Santa Catarina, Florianópolis, 2019. Disponível em https://repositorio.ufsc.br/bitstream/handle/123456789/204410/PEED1412-T.pdf?sequence=-1&isAllowed=y. Acesso em: 10 abr. 2024.

LIMA, N. da C. M. Diretores escolares: burocratas de nível de rua ou médio escalão? *Revista Contemporânea de Educação*, v. 14, n. 31, set./dez 2019. Disponível em: http://dx.doi.org/10.20500/rce.v14i31.25954. Acesso em: 3 abr. 2025.

LOTTA, G. *Burocracia e implementação de políticas públicas*: desafios e potencialidades para redução de desigualdades. Brasília: Enap, 2021. Disponível em: https://eaesp.fgv.br/sites/eaesp.fgv.br/files/pesquisa-eaesp-files/arquivos/burocracia_e_implementacao_de_politicas.pdf. Acesso em: 20 jul. 2024.

LOTTA, G.; SANTIAGO, A. Autonomia e discricionariedade: matizando conceitos-chave para o estudo de burocracia. *BIB Revista Brasileira de Informação Bibliográfica em Ciências Sociais*, [*s. l.*], n. 83, p. 21-42, 2017.

MOREIRA, S. A. Alimentação e comensalidade: aspectos históricos e antropológicos. *Ciência e Cultura*, v. 18, n. 62, p. 23-26, 2010. Disponível em: http://cienciaecultura.bvs.br/pdf/cic/v62n4/a09v62n4.pdf. Acesso em: 16 abr. 2024.

MOTTA, F. M. N. *De crianças a alunos* – transformações sociais na passagem da educação infantil para o ensino fundamental. 2010. 181 p. Tese (Doutorado em Educação) – Pontifícia Universidade Católica do Rio de Janeiro, Rio de Janeiro, 2010.

PEREIRA, R. M. R. Um pequeno mundo próprio inserido num mundo maior. *In*: PEREIRA, R. M. R.; MACEDO, N. M. R. (org.). *Infância em pesquisa*. Rio de Janeiro: Nau, 2012. p. 25-58.

PEREIRA, R. M. R.; MACEDO, N. M. R. (org.). *Infância em pesquisa*. Rio de Janeiro: Nau, 2012.

SANCOVSCHI, B.; KASTRUP, V. Práticas de estudo contemporâneas e a aprendizagem da atenção. *Psicologia e Sociedade*, v. 25, n. 1, p. 193-202, 2013. Disponível em: https://www.scielo.br/j/psoc/a/VTBy7XHkSp8Lh5k8P9NbrSH/. Acesso em: 3 maio 2024.

SARMENTO, M. Gerações e alteridade: interrogações a partir da sociologia da infância. *Educação & Sociedade*, Campinas, v. 26, n. 91, p. 361-378, maio/ago. 2005. Disponível em: https://www.scielo.br/j/es/a/3PLsn8PhMzxZJzvdDC3gdKz/?format=pdf&lang=pt. Acesso em: 15 mar. 2024.

SIMAS, L. A. A cidade e as crianças. *O Globo*, Rio de Janeiro, 2 nov. 2017. Disponível em: https://oglobo.globo.com/cultura/a-cidade-as-criancas-22021680. Acesso em: 11 mar. 2024.

2
CULTURA ALIMENTAR COMO GESTO PEDAGÓGICO NA EDUCAÇÃO INFANTIL

Nazareth Salutto

Entrada

Sabia que teve churrasco na minha casa?
– Ah é? E você gosta de churrasco?
– Uhum! Eu adoro coração de galinha!
Sofia, 3 anos, em conversa sobre o fim de semana

– Que bonito o seu sanduíche! Foi sua babá que fez?
Theo, 2 anos, enquanto nos organizávamos para lanchar

– Hum, esse bolo que fizemos está tão gostoso! Vou até levar um pedaço para eu comer mais tarde.

– É para os seus filhos?
– Não tenho filhos, Flora.
– É para o seu marido, então?
Flora, 3 anos, quando compartilhávamos um bolo de banana feito em grupo

– Estamos fazendo um churrasquinho. Quer uma cervejinha?
Lucas, 3 anos, durante uma brincadeira no pátio da escola

– Oba, mãe, veio franguinho!
– Ué, mas você não gosta de frango.
– Daqui de casa, não. Mas o da escola, eu adoro!
Mãe e filho, ao receber uma cesta básica enviada pela escola no período da pandemia

Por que comemos? Por que comemos na escola?

Os fragmentos que abrem este capítulo são parte do meu repertório de memórias e registros como professora de educação infantil e da formação docente no curso de pedagogia.

Ao revisitar essas experiências, observo que cada uma delas carrega a marca das interações e dos afetos estabelecidos entre as crianças e os adultos. Propositalmente selecionadas, têm alimento, alimentação e comensalidade como foco.

Como professora de educação infantil por mais de dez anos, pude participar de um cotidiano atravessado pela escuta e observação interessada dos projetos e manifestações das crianças. Nesse ofício, aprendi que comida/alimentação é algo que se partilha com pessoas de nossos afetos: "*É para os seus filhos?*", "*Para o seu marido?*". O alimento que não se come em casa pode ser apreciado sem moderação na escola.

A cultura alimentar[1] adentra o terreno da escola e participa dos jogos simbólicos das crianças, que, integradas aos seus contextos de vida, (re)elaboram e experimentam recriações entre si e com os adultos: "*Estamos fazendo um churrasquinho. Quer uma cervejinha?*". Também implicadas e ativas na produção e significação da vida, as crianças apontam para questões sociais, como divisão de classe e gênero, que perpassam a história social e cultural da alimentação: "*Foi a sua babá que fez?*".

Desde muito pequenas participantes e ativas do mundo em que vivem, as crianças demonstram reconhecer que, para além da nutrição, o ato de se alimentar é uma prática da cultura e das sociedades, constituído e compartilhado pelos sujeitos com base em suas histórias, condições e possibilidades. Comida e comer se misturam como substantivo e verbo no tempero de enredar a vida entre sabores, cores, texturas que entrelaçam pessoas, natureza e cultura.

Atuando na formação docente no curso de pedagogia, noto com curiosidade e preocupação a ausência de discussão, estudo e problematização em torno da cultura alimentar nas instituições de educação infantil no contexto brasileiro. No acompanhamento de estágio supervisionado, muito pouco aparece nas observações das/dos estudantes sobre o tema. Quando estimulados a registrar e refletir a respeito, os relatos são inquietantes, seja pela ausência de planejamento, organização e intencionalidade, seja pelo modo pouco cuidadoso como a prática se desdobra no cotidiano.

Sem a intenção de produzir juízo de valor, inquieta-me refletir sobre os motivos que levam à ausência dessa discussão nos espaços de formação para a docência e nas instituições, uma vez que o tema está na vida.

1. Com base especialmente nos estudos da antropologia da alimentação, compreendo cultura alimentar como um conjunto de práticas, escolhas, definições em torno da comida, da nutrição e da comensalidade, expresso nas manifestações individuais ou coletivas das pessoas em torno da alimentação.

De que modo as práticas nos contextos coletivos de educação das crianças conhecem, dialogam, participam, propõem alternativas para os ritos alimentares dentro e para além da geografia institucional? De que maneira as práticas alimentares cumprem sua função sociopolítica na educação das crianças em particular e com a comunidade escolar em geral? A que reflexões essas considerações nos convidam?

Neste capítulo, busco tecer algumas considerações sobre cultura e alimentação no contexto da educação infantil, sensibilizada pelos aspectos apresentados anteriormente.

Prato principal: Cultura alimentar como gesto pedagógico na educação infantil

> *Quarta-feira, 9h30. Ao entrar na escola, sou tomada pelo aroma de alho refogado. Observo que, no final daquele corredor, ficam localizados a cozinha e o refeitório da escola. Fico pensando em qual será o menu do dia. O aroma convida a experimentar.*
>
> Caderno de observação e registro de campo, escola de educação infantil (2018)

Primeira etapa da educação básica, a educação infantil atende crianças de 0 a 5 anos e 11 meses, em turno parcial ou integral, com jornadas diárias que podem variar de quatro a dez horas em ambientes institucionalizados como escolas, durante cinco dias por semana.

Para as crianças e os bebês que vivem essa rotina, significa que muitas de suas primeiras experiências de encontros, descobertas e conhecimento sobre a relação com a cultura alimentar se dão atravessadas pela institucionalização em um contexto coletivo, cujas ações podem se constituir para incluir os movimentos, expressões e compreensões das crianças.

Para que contribua na produção de sentidos que as crianças, desde bebês, estão construindo sobre o mundo, parece correto afirmar que, assim como outras práticas, a alimentação precisa ser tomada como eixo do trabalho cotidiano da educação infantil como gesto pedagógico.

Compreendo gesto pedagógico como toda e qualquer ação atravessada pela intenção e atenção de pensar, desenvolver e implementar práticas que abarcam continuidade, responsabilidade, conhecimentos e saberes desenvolvidos no cotidiano, tendo como eixo norteador as relações.[2] Políticas públicas e pesquisas constituídas nos últimos anos sustentam que as práticas pedagógicas planejadas e desenvolvidas na educação infantil devem ter as crianças, desde bebês, suas manifestações, seus modos de se expressar, de conhecer e de ser e estar no mundo como referências para elaboração. Desse modo, a escuta interessada e ativa e o conhecimento dos contextos de vida são elementos-chave para a construção do cotidiano, fazendo das relações e interações princípios fundamentais do *ethos* pedagógico nessa etapa educativa.

Pensemos num bebê de poucos meses que inicia sua jornada na escola de educação infantil e que passará pelo processo de introdução da alimentação sólida no trânsito entre o ambiente familiar e o coletivo. Que estratégias são necessárias para que esse percurso seja cuidadoso o suficiente para que se constitua como uma experiência pessoal e social para o bebê?

Muitas vezes, a organização do tempo nas instituições está mais a serviço do relógio do que das relações e do ritmo de vida dos sujeitos que ali passam parte significativa de sua vida. Logo, não é um tema que diga respeito apenas à administração e à cozinha da escola, mas à comunidade de modo geral.

---

2. Tomando a pedagogia como ciência e prática das relações, Salutto (2023, p. 31) acredita que "a dinâmica dos saberes pedagógicos remodela suas prerrogativas no contexto da cultura escolar e da prática docente, porque o mundo do bebê e o mundo do adulto não são tomados como instâncias incompatíveis. Pelo contrário, esses dois mundos compartilham espaços e tempos a partir do paradigma da vida que se constrói junto, no contexto coletivo, porque tem como pano de fundo a categoria solidariedade".

As mãos que preparam a alimentação são registros de afeto e cuidado (ou não), que também refletem os processos socioculturais presente em cada refeição oferecida às crianças e aos adultos que se alimentam nas instituições, caracterizando esse ato como prática pedagógica implícita ou explícita no currículo vivido e praticado no cotidiano. Por isso mesmo, a alimentação envolve tradição, estilo de vida, bem-estar, prazer, autoafirmação, desejo de relação, aprendizado. Indago: como tem se dado essa relação?

> A alimentação, no contexto do cuidado infantil, agrega experiências sociais relativas à constituição de identidades e papéis, além de ser uma atividade humana que atua como um canal poderoso para expressão de sentimentos e emoções. Envolve, ainda, a intimidade e conexões com a expressão do afeto (Giordani; Ramos; Almeida, 2019, p. 63).

Nesse sentido, envolver a cultura alimentar nas práticas pedagógicas das instituições é tarefa pedagógica, ação cidadã e compromisso ético e político com a formação e a vida dos sujeitos:

> A função das instituições de Educação Infantil, a exemplo de todas as instituições nacionais e, principalmente, como o primeiro espaço de educação coletiva fora do contexto familiar, ainda se inscreve no projeto de *sociedade democrática* desenhado na Constituição Federal de 1988 (art. 3º, inciso I), com *responsabilidades no desempenho de um papel ativo na construção de uma sociedade livre, justa, solidária e socioambientalmente orientada* (Brasil, 2009, p. 5, grifo nosso).

Uma pedagogia pautada nas relações se contrapõe à lógica prescritiva e acrítica, uma vez que tem nas pessoas, em suas experiências e condições existenciais, a base material de suas proposições. Isso porque

> [...] o fato de a comida e o ato de comer serem prenhes de significados não leva a esquecer que também comemos por necessidade vital e conforme o meio e a sociedade em que vivemos, a forma como

> ela se organiza e se estrutura, produz e distribui os alimentos. Comemos também de acordo com a distribuição da riqueza na sociedade, os grupos e classes de pertencimento, marcados por diferenças, hierarquias, estilos e modos de comer, atravessados por representações coletivas, imaginários e crenças (Canesqui; Garcia, 2005, p. 11).

Nesse sentido, a cultura alimentar como gesto pedagógico envolve o círculo da alimentação no contexto social. No que tange às escolas de educação infantil, faz-se o convite para a ampliação das experiências alimentares, levando-se em consideração saberes e conhecimentos dos contextos das crianças, desde bebês, incluindo-os no repertório institucional, a fim de envolver a comunidade em trocas e agenciamento de partilhas e de afetos.

Ingredientes insubstituíveis: Estética e ética da cultura alimentar na educação infantil

A gente não quer só comida
A gente quer comida, diversão e arte
A gente não quer só comida
A gente quer saída para qualquer parte
A gente não quer só comida
A gente quer bebida, diversão, balé
A gente não quer só comida
A gente quer a vida como a vida quer
"Comida", Titãs

Colação (8h30). Almoço (11h). Lanche (13h). Jantar (15h).

Essa pode ser a sequência alimentar de um dia em uma instituição de educação infantil na vida de adultos e crianças. Nos intervalos, muitas ações, diálogos, práticas e encaminhamentos são realizados: propostas com diferentes linguagens, higiene corporal (banho, escovação de dentes, troca de roupas e fraldas), sonecas, atividades ao ar livre, entre outras.

Nessa fatia dos tempos, pergunto, qual o espaço destinado para a conversa, o planejamento e a organização das crianças e dos adultos em torno da cultura alimentar na escola? Que sons, aromas, texturas, cores enredam os momentos de alimentação? Que diálogos são tecidos quando se come junto nesse grande espaço coletivo? Há espaço-tempo para conhecer alimentos e receitas? Há diálogos sobre oferta e escolhas? Há apresentação dos alimentos em sua forma natural? Há registros da cultura alimentar construída na instituição, tais como fotografias, receitas, construção da horta ou do jardim (quando há)? Há objetos, temperatura, som, luz que convidem à comensalidade? Há frutas, legumes, verduras em travessas sobre as mesas ao alcance do olhar e dos sentidos de todos? Como o alimento chega às pessoas? Em que temperatura é servido? Quem serve a refeição? Há toalhas ou tecidos forrando as mesas? Como são as louças em que se come? O que é feito com o que não é comido? Como são negociados processos de rejeição, seleção, oferta de alimentos pouco conhecidos ou familiares à dieta de adultos e crianças?

Como os bebês e as crianças aguardam as comidas? Tranquilos? Impacientes? Indiferentes? Que sinais nos dão de desejarem repetir? Quais são suas preferências e como as manifestam? Tem preferências pessoais? Ao comer, separam os alimentos? Gostam de misturá-los? Se alegram? Comem com calma? Apressadamente? Como aceitam novos alimentos? Gostam de conversar, cantar, enquanto comem?

Comer não é apenas se nutrir *para crescer forte e sadio*. Também é prática cultural que entretece o familiar e o público, o particular e o geral, o individual e o coletivo. Aprende-se a comer comendo, com acesso a variações que possibilitem a formação de gostos e escolhas, ampliando paladar e sentidos.

Para muitas crianças, essas são experiências mais possíveis em espaços como a escola. Aliás, para muitas delas, é na escola que comem as refeições do dia,[3] bem como têm acesso às suas variações:

---

3. Não é o foco deste capítulo, mas se recomenda a leitura da pesquisa realizada por Belik e Souza (2009) sobre o papel de programas de alimentação escolar na implementação de políticas de combate à insegurança alimentar na América

> [...] é preciso não esquecer que, entre os fatores importantes que ligam o homem à sua nutrição, há o princípio do prazer derivado do uso dos sentidos, mas, também, o prazer da descoberta, o prazer de manipular matérias-primas para criar alimentos, o prazer da brincadeira e o prazer da companhia que, à mesa, torna-se convivência (Cavallini; Tedeschi, 2015, p. 16).

Se à mesa se aprende a praticar a convivência, planejar e organizar o tempo e os espaços das refeições precisam se constituir como gestos curriculares; do contrário, a cozinha e o espaço das refeições se tornam lugares de passagem e não de habitar. E, como não se constituem como lugar de vida e convivência, são anestesiados dos afetos.

Práticas de coação ou barganha também estão presentes em momentos de alimentação: "*Não pode falar!*", "*Tem que comer tudo o que está no prato!*", "*Não pode repetir!*", "*Não pode comer pouco!*", "*Só o arroz não pode!*", "*Se não comer tudo, vai perder o direito!*", "*Se não comer rápido, vai ficar aí sozinho!*", "*Se comer tudinho, vai poder ir para o parquinho*".

Que relação é estabelecida com os momentos de refeição sob ordens dessa natureza? Que subjetividades estão se formando? Que culturas? Que identidades?

Esses exemplos refletem o controle dos corpos e a moralização por meio do ato de se alimentar. Da mesma forma que *tem que comer pra ficar forte*, também é preciso comer o que se manda e no ritmo estabelecido pelo relógio institucional, sem chance de negociação.

Latina. Segundo os autores, "tendo em vista o cenário de um permanente aumento nos preços dos alimentos, a alimentação escolar apresenta-se como elemento crucial e um dos pilares de uma política social para os países de baixa renda. Como observamos, a alimentação escolar garante o acesso mínimo das crianças à alimentação combatendo a fome imediata, ao mesmo tempo em que pode permitir a dinamização das economias locais" (*ibid.*, p. 120).

> Cada criança apresenta um ritmo e uma forma própria de colocar-se nos relacionamentos e nas interações, de manifestar emoções e curiosidade, e elabora um modo próprio de agir nas diversas situações que vivencia desde o nascimento conforme experimenta sensações de desconforto ou de incerteza diante de aspectos novos que lhe geram necessidades e desejos, e lhe exigem novas respostas (Brasil, 2009, p. 7).

As orientações para o desenvolvimento do trabalho na educação infantil são claras ao definir as crianças, desde bebês, como sujeitos ativos, cujas expressões devem nortear a integralidade das práticas vividas nas instituições. Por que seria diferente no que tange à alimentação e à cultura alimentar?

Para as crianças mais crescidas, esses são momentos que podem oportunizar a aproximação e o conhecimento do ciclo dos alimentos, das inúmeras possibilidades de combinação, e que convidam a explorar outras possibilidades de alimentação.

Para os bebês de colo, em processo de introdução alimentar, esse é um ritual que exige construção de vínculos, confiança e, sobretudo, diálogo no delicado exercício de articular a transição entre a casa e a escola.

Com relação à alimentação dos bebês em processo de alternância e complementação entre líquidos (leite) e sólidos, cabe um pequeno aceno. Entendemos, com Winnicott (2014), que os bebês *edificam algo a partir de tudo.* Cada minúsculo e mais ordinário gesto agencia processos de construção de si na integração entre universo subjetivo e intersubjetivo.

A alimentação cumpre um papel importante no entendimento daquilo que o bebê constrói, paulatinamente, entre o que está fora de si, mas que reverbera no seu corpo: os fluidos que entram e saem, o processo digestivo e renal, os sons produzidos por essa engrenagem corporal que está sendo dia a dia conhecida e, com sorte, apropriada pelos bebês de colo.

Uma criança mais crescida sinaliza quando quer fazer xixi ou cocô. O bebê de colo não expressa verbalmente esses movimentos do seu corpo, mas dá sinais efetivos desse processo, que requer muita atenção por parte do adulto para compreendê-lo e se colocar em estado de diálogo com esse bebê, pois esse é um processo significativo de subjetivação que o leva a compreender e assumir que essa engrenagem faz parte dele integralmente.[4]

Pensemos na complexidade de todo esse processo de tomada de conhecimento de si mesmo num contexto em que cuidado e atenção são distribuídos entre muitos bebês, cuja rotina pode ser fatiada em partes iguais para todos e todas, tudo ao mesmo tempo e agora.

Em que medida conhecemos, dialogamos, entendemos o papel das emoções nos processos alimentares? O que colocamos para dentro, mas também para fora do corpo? Como lidamos com as resistências e intolerâncias alimentares de crianças e bebês?

A busca por respostas pode se dar por meio do conhecimento e da compreensão de que comer não é apenas um ato mecânico, mas também ritual, interligado às emoções e aos diferentes sentidos, logo, gesto pedagógico.

Como o trabalho cotidiano pode responder a essas demandas do humano?

4. O objetivo deste capítulo não é aprofundar a abordagem da psicanálise. No entanto, estudar sobre bebês, dessa perspectiva, convoca-nos a olhar para os inícios para além das camadas daquilo a que nos acostumamos a nomear como pedagógico. Não basta afirmarmos "aqui fazemos a alimentação, o banho, a troca de fraldas pedagógica". Faz-se necessário avançar no porquê e na relevância de compreender a complexidade dos processos corporais na formação humana. Pode-se ler mais em Winnicott (2014): a alimentação do bebê; para onde vai o alimento?; o fim do processo digestivo.

Cultura alimentar e educação infantil: Questão de política e de justiça social

– Na próxima vez que fizer compras, pede kiwi?
– Por quê?
– Porque eu já enjoei de caqui.
Diálogo entre uma menina de 4 anos e a diretora de uma instituição de educação infantil

A denúncia sobre o acesso desigual a recursos e o retorno da insegurança alimentar estampam capas de matérias jornalísticas.[5] São dados analisados por agências de pesquisa,[6] bem como temática investigada e denunciada na produção científica, centrais nas políticas de modo geral, na prática cidadã em particular.

Os dados são alarmantes e denunciam, como deve ser, o cenário de desigualdade em que vivem muitos brasileiros, entre os quais crianças, desde bebês. Muitas delas adentram a geografia escolar, quando lá conseguem chegar, marcadas por esse contexto.

O caráter humanizador que toma a alimentação e a cultura alimentar como gesto pedagógico necessita ser encarado como enfrentamento à perpetuação das desigualdades. Vejamos:

> A *redução das desigualdades sociais e regionais e a promoção do bem de todos* (art. 3º, incisos II e IV da Constituição Federal) são compromissos a serem perseguidos pelos sistemas de ensino e pelos professores também na Educação Infantil. É bastante conhecida no país a desigualdade de acesso às creches e pré-escolas entre as crianças brancas e negras, moradoras do meio urbano e rural, das regiões Sul/Sudeste e Norte/Nordeste e, principalmente, ricas e

---

5. Ver, por exemplo: https://www.cnnbrasil.com.br/nacional/brasil-tem-32-milhoes-de-criancas-vivendo-na-pobreza-segundo-o-unicef/. Acesso em: 4 abr. 2025.
6. Ver: https://agenciadenoticias.ibge.gov.br/agencia-noticias/2012-agencia-de-noticias/noticias/28903-10-3-milhoes-de-pessoas-moram-em-domicilios-com-inseguranca-alimentar-grave. Acesso em: 4 abr. 2025.

pobres. *Além das desigualdades de acesso, também as condições desiguais da qualidade da educação oferecida às crianças configuram-se em violações de direitos constitucionais das mesmas* [*sic*] *e caracterizam esses espaços como instrumentos que, ao invés de promover a equidade, alimentam e reforçam as desigualdades socioeconômicas, étnico-raciais e regionais*. Em decorrência disso, os objetivos fundamentais da República serão efetivados no âmbito da Educação Infantil *se as creches e pré-escolas cumprirem plenamente sua função sociopolítica e pedagógica* (Brasil, 2009, p. 5, grifo nosso).

Se o contexto familiar é atravessado pela desigualdade, às instituições e suas práticas cabe o compromisso ainda mais radical de se posicionar contra o seu acentuamento. Nesse sentido, articulando ao nosso tema, coação, humilhação, desorganização, ausência de planejamento e da aposta na relação entre crianças e adultos como coprodutores do cotidiano institucional contrapõem-se à função sociopolítica *do bem para todos, da equidade e da justiça*.

Diz o ditado que *comer é viver, mas não se vive apenas para comer*.

Se o primeiro compromisso da escola for saciar a fome que embaça os sentidos, e com isso tomar do sujeito sua capacidade de desejo e ação, o próximo gesto pedagógico será fazer da cultura alimentar proposta de encontro e afirmação da vida, por meio dela criar jogos simbólicos e brincar, fazer escolhas e solicitá-las, ampliar o mundo também nos cinco sentidos:

> [...] há muito tempo os antropólogos afirmam que o comer envolve seleção, escolhas, ocasiões e rituais, imbrica-se com a sociabilidade, com ideias e significados, com as interpretações de experiências e situações. Para serem comidos, ou comestíveis, os alimentos precisam ser elegíveis, preferidos, selecionados e preparados ou processados pela culinária, e tudo isso é matéria cultural (Canesqui; Garcia, 2005, p. 9).

Comer é um ato necessário à manutenção da vida, é prática cultural, geracional e afetiva. Comer significa atribuir significado cultural ao ato da alimentação: o que, quando, onde, com quem se alimentar, esses são aspectos que inscrevem sentidos sociais e culturais a essa prática. Em suma,

> [...] a comida alimenta o corpo e ao mesmo tempo não deixa de atuar como canal para imersão do indivíduo em um microcosmo social, uma representação da refeição como sistema de símbolos com os quais os indivíduos se identificam (Giordani; Ramos; Almeida, 2019, p. 84).

Participar da cultura alimentar também leva a reconhecer estruturas sociais, econômicas e de gênero em torno da alimentação.[7] Na nossa sociedade, cozinhar ainda é uma ação majoritariamente exercida por mulheres, seja em casa, seja nos espaços sociais, seja na escola.

Convidar as cozinheiras a participar da gestão do trabalho pedagógico, das rodas de conversa sobre cultura alimentar junto com as crianças e a comunidade escolar é fundamental para enfrentar estigmas e preconceitos, fazendo da vida coletiva território onde cada um e todos importam.

Frequentar a feira e o mercado da rua para conhecer ou comprar ingredientes para realização de receitas, organizar a lista do lanche coletivo, conversar sobre alimentos e refeições prediletas, negociar a quantidade dos alimentos, fazer acordos em torno dos hábitos alimentares na escola e nas famílias, organizar as festas de aniversário, frequentar a cozinha, indicar e solicitar receitas, observar e participar do preparo das refeições diárias, arrumar a mesa para as refeições, escolher o que será colocado no seu prato, ser respeitado em suas escolhas e

7. Ver artigo das pesquisadoras Elisabetta Recine e Inês Rugani Ribeiro de Castro, publicado pelo jornal *Folha de S.Paulo*. Disponível em: https://www1.folha.uol.com.br/opiniao/2024/02/sua-comida-tem-marca-ou-identidade.shtml. Acesso em: 4 abr. 2025.

preferências, aproximar-se da rotina em torno da alimentação podem ser práticas da cultura escolar e alimentar construídas junto com as crianças.

Para subsidiar esse trabalho, cabe também às gestões municipal, estadual e federal estabelecerem condições dignas de trabalho para as cozinheiras,[8] bem como a construção/remodelação dos espaços em torno das refeições e da própria lógica da cultura alimentar nas instituições de educação infantil.

Para tanto, precisa-se conhecer as pessoas e as práticas, escutar adultos e crianças da comunidade escolar, fazer da cultura alimentar um eixo da política para além da fórmula nutrir e saciar a fome. Uma pergunta: quem faz a gestão das instituições vai às escolas e se senta à mesa para esse diálogo?

Sobremesa, ou entre pratos

> *A gente quer inteiro e não pela metade*
> "Comida", Titãs

Em algumas culturas, a sobremesa é o prato que se come no fim da refeição. Por ora, manterei esse rito, mas só porque gosto do pudim depois da comida salgada. De preferência, acompanhado de uma xícara de café. Mas há quem prefira de outro jeito. E tudo bem!

Famílias e instituições coletivas de educação compartilham a educação das crianças, desde bebês. Para muitos deles, grande parte de experiências, práticas e hábitos que compõem o rito de inserção na vida cultural e social é vivida no contexto da escola, em jornadas que podem

---

8. No ano de 2023, acompanhamos a luta das cozinheiras escolares de Niterói por melhoria das condições de trabalho e pela alteração da nomenclatura de merendeira para cozinheira. Ver: https://www.band.uol.com.br/bandnews-fm/rio-de-janeiro/noticias/sepe-niteroi-afirma-que-a-greve-das-merendeiras-ira-continuar-16606527. Acesso em: 4 abr. 2025..

variar de 6 até 12 horas diárias, durante cinco dias na semana. Nesses *interiores*,

> [...] convivem mães e educadoras, pais, famílias, irmãos, vizinhos... Num contexto de tantas interações humanas, tais instituições são lugar da diversidade, de encontro e confronto de infinitas formas de sentir e de viver a vida. É aí que a tristeza e a alegria são, todos os dias, experimentadas, vividas, de formas mais leves ou penosas (Tiriba, 2018, p. 195).

Neste capítulo, busquei refletir sobre o lugar da comida e do ato de se alimentar na prática pedagógica da educação infantil com base no entendimento de que comer (bem!) é algo que se aprende ao longo da vida. Nesse sentido, essa é uma discussão de competência da comunidade escolar, em particular, e da sociedade como um todo. E, você, leitor, tem fome de quê?

Referências

BELIK, W.; SOUZA, L. R. de. Algumas reflexões sobre os programas de alimentação escolar na américa latina. *Planejamento e Políticas Públicas (PPP)*, n. 33, jul./dez. 2009. Disponível em: www.ipea.gov.br/ppp/index.php/PPP/article/view/155. Acesso em: 20 jan. 2024.

BRASIL. *Resolução CNE/CEB n. 20/2009* – Institui Diretrizes Curriculares Nacionais para a Educação Infantil. Brasília: MEC, 2009. Disponível em: https://normativasconselhos.mec.gov.br/normativa/view/CNE_PAR_CNECEBN202009.pdf?query=INFANTIL. Acesso em: 20 jan. 2024.

CANESQUI, A. M.; GARCIA, R. W. D. (org). *Antropologia e nutrição*: um diálogo possível. Versão *online*. Rio de Janeiro: Fiocruz, 2005. Coleção Antropologia e Saúde. Disponível em: https://doi.org/10.7476/9788575413876. Acesso em: 1 mar. 2025.

CAVALLINI, I.; TEDESCHI, M. *As linguagens da comida*. Trad. Helena Bonini. Adap. Marília Dourado e Cristiane Piceni. São Paulo: Phorte, 2015.

GIORDANI, R. C. F.; RAMOS, V. L.; ALMEIDA, C. C. B. Normatizações e resistência: as representações sociais sobre alimentação para bebês entre trabalhadores da saúde na atenção básica. *Áltera*, João Pessoa, v. 1, n. 8, p. 61-93, jan./jun. 2019.

Disponível em: https://periodicos.ufpb.br/index.php/altera/article/view/38043/27861. Acesso em: 20 jan. 2024.

SALUTTO, N. Por uma pedagogia das relações. *In*: SALUTTO, N. (org.). *Bebês*: diálogo sobre formação no ensino, na extensão e na pesquisa. São Carlos: Pedro & João, 2023.

TIRIBA, L. *Educação Infantil como direito e alegria*. Rio de Janeiro: Paz e Terra, 2018.

WINNICOTT, D. O fim do processo digestivo. *In*: WINNICOTT, D. *A criança e seu mundo*. 6. ed. Rio de Janeiro: LTC, 2014.

3
A ALIMENTAÇÃO COMO CUIDADO NO CONTEXTO ESCOLAR

Polyanna Nascimento Mendes

Na construção de sentidos para abordarmos a alimentação de crianças pequenas, especialmente no contexto da educação infantil, começo afirmando que a alimentação é um aprendizado e proponho que relembremos e ampliemos o nosso entendimento desse caminho de aprendizados que percorremos ao longo da vida.

Provocando a reflexão, pergunto: o que é a alimentação para você? Quais sentimentos essa palavra incita? Qual a primeira memória que essa prática desperta? Qual sua comida favorita? O que alimenta você?

Enquanto se inicia esta leitura, provocada a pensar sobre a alimentação, talvez se realce o cheiro do tempero que está vindo da cozinha da vizinha, talvez tenha se lembrado da fome que está sentindo enquanto espera seu alimento cozinhar, talvez se lembre de uma experiência difícil ou do prato gostoso que experimentou, do jantar que preparou com a cozinha cheia de amigos e família ou de uma situação que não goste nem de lembrar.

Quando inserimos elementos históricos, culturais e sociais nas perguntas, as respostas podem se transformar completamente. O que sinto quando penso na alimentação durante a infância? Na casa da avó? E na escola? E em uma viagem estrangeira? Como ela ocorre para as pessoas em um bairro vizinho? E em um país distante? A quais alimentos temos acesso e com quais temos contato? Onde encontramos o alimento favorito? Quem o produz? Quem o cozinha? Como os alimentos chegam até nós?

As situações aqui podem ser inúmeras. Afinal, vivemos a experiência da alimentação das mais diversas formas no nosso dia a dia, marcadas em uma determinada época, por nossa cultura, por nossa sociedade e por diferentes contextos.

Abordando o cuidado e a educação de crianças pequenas, podemos nos perguntar: que experiências alimentares temos oportunizado às crianças na educação infantil e nos anos iniciais do ensino fundamental? Como são esses espaços em que a alimentação é oferecida? Como nos colocamos diante dos momentos de alimentação? O aprendizado alimentar é observado? O tempo da criança é respeitado? Quais relações são beneficiadas no momento da refeição compartilhada? O que disponibilizamos e o que limitamos nesse aprendizado? Que prioridades estabelecemos no momento da refeição?

Portanto, para pensar o aprendizado alimentar, escolho construir uma metáfora com o caminho e, nesse caminho, precisamos traçar algumas rotas. A primeira rota é afirmar que a alimentação é um direito humano e de cidadania, bem como entender que a alimentação consiste numa atividade complexa que envolve dimensões biológicas, fisiológicas, comportamentais, afetivas, sociais, culturais, históricas, ecológicas, políticas e econômicas.

Promover esse olhar para a alimentação das crianças pequenas, no contexto da educação infantil, é pensar sobre as práticas de cuidado, sendo elas fundamentais para o corpo, para o sujeito e para sociedade.

É contribuir, assim, para que seja um caminho de oportunidades e de escolhas saudáveis e respeitosas. Sem perder de vista as diferentes rotas possíveis no caminho de promoção do aprendizado alimentar, com suas variadas formas de experimentações e os mais diversos contextos em que ocorrem, esse processo pode ampliar as discussões sobre a educação alimentar na educação infantil e ser transformador para as práticas de cuidado. Pensar no aprendizado alimentar implica pensar em saúde, educação e visibilidade do trabalho de cuidado.

Neste capítulo, começamos por apresentar o desenvolvimento da alimentação desde o início da vida, o desenvolvimento da dinâmica alimentar com o crescimento e o surgimento de novas habilidades estruturais, motoras e oportunidades de experimentação da criança. Em seguida, consideramos importante elucidar os aspectos da saúde que impactam a alimentação, os distúrbios alimentares, a fim de que possam ser identificados e considerados, visto que, conhecendo-os, conseguimos diminuir barreiras e promover facilitadores para que as crianças se alimentem em segurança, vivenciem e se relacionem nos mais diversos espaços, como em suas escolas. Por fim, discutimos a relação da alimentação com o cuidar e o educar como possibilidade de fortalecermos essa indissociabilidade, valorizando esses momentos, as cuidadoras que dele se incumbem e, principalmente, apoiando e fortalecendo a autonomia, a criatividade, a cooperação e o conhecimento das crianças sobre seus hábitos, seu aprendizado, sobre cada uma das suas experiências. Assim, chamamos atenção também para os aspectos políticos, sociais e culturais que envolvem a alimentação e o cuidado de crianças pequenas.

Oportunizar experiência alimentar é promover aprendizado

No desenvolvimento infantil, a experiência alimentar, além da nutrição e do conforto, da relação de segurança e prazer, possibilita conhecimento de mundo, aprendizados. Junto com isso, para não perdermos de vista, devemos considerar que a rede de apoio, a comunidade e o momento sócio-histórico vão influenciar as decisões e escolhas alimentares, as experiências, desde os momentos iniciais da amamentação, seguindo ao longo de todo o caminho do aprendizado alimentar.

Sabemos que a experiência alimentar é fundamental na vida de uma pessoa desde os primeiros minutos de nascida. Na chegada ao mundo extrauterino, já na primeira hora – conhecida como a "hora de ouro" (*golden hour*) – ao colo, o bebê já está pronto para ser amamentado. Com o reflexo de sucção presente, é capaz de buscar o peito para se nutrir. A nutrição se torna diferente da experienciada no útero durante toda a gestação; agora, fora do útero, junto da mãe, o bebê é capaz de buscar seu alimento (Perilo, 2019).

Desde muito cedo, está presente a busca por se nutrir, bem como a relação entre fome e saciedade. O recém-nascido, até por volta dos três meses, tem reflexos que facilitam a busca, a sucção, a coordenação entre sucção, deglutição e respiração e a autorregulação da ingestão alimentar. Além disso, a alimentação nos primeiros meses de vida, especialmente a amamentação, oferece experiências sociais, psíquicas, motoras, sensoriais e somestésicas. Nesse momento, o bebê experimenta diferenças térmicas, táteis, olfativas, auditivas, visuais e de equilíbrio. Esse momento também promove interações e desenvolve habilidades sociais (*ibid.*). Portanto, um contexto acolhedor, diverso e atento a essas oportunidades viabiliza aprendizados positivos.

Nesse caminho de experiências, ao longo dos seis primeiros meses de vida, observa-se nos bebês a aquisição de novas habilidades que garantem prontidão para a introdução de novos alimentos. Essa prontidão envolve habilidades neuropsicomotoras, como controlar a cabeça, equilibrar-se, sentar-se sem apoio, liberar as mãos para levá-las à boca, novas habilidades motoras orais (padrões de amassamento e mastigação) e, além dos aspectos de saúde e sociais da criança, envolve motivação e interesse pelos alimentos e pelos momentos de alimentação. Nas experiências alimentares, criamos conexões entre os nossos sentidos (gustativo, olfativo, visual, auditivo, tátil) e os aspectos somatopsíquicos (Junqueira, 2017).

Quando alimentamos uma criança pequena, especialmente no período que chamamos de introdução alimentar, a forma como os alimentos são apresentados deve possibilitar que a experiência alimentar continue sendo segura e confortável. Somado a isso, na apresentação dos alimentos, possibilita-se conhecimento sobre a variedade deles, a diversidade de formas de preparo, os diferentes modos de comer, os utensílios facilitadores, os cuidados necessários e mais. Ao tocar, apertar, sujar-se, experimentar e se lambuzar com os alimentos, os bebês experienciam diferentes texturas, consistências, tamanhos, sons, cheiros e sabores, percebendo semelhanças e diferenças, desenvolvendo autopercepção e descobrindo suas preferências (Durães, 2021).

A introdução alimentar promove a ampliação do repertório da criança e pode gerar mais segurança na experimentação do novo, proporcionando maior autonomia. Diante do apetite e de alimentos em quantidade suficiente, oferecidos de forma segura, as crianças são capazes de entender suas necessidades e as saciar. Assim, com base nessas primeiras experiências, da criação de seu repertório alimentar e sociocultural, as crianças começam a ficar mais ativas nas escolhas de seus alimentos. Entendendo que o ato de comer não ocorre apenas para saciar a fome, mas para cumprir também outros objetivos socioemocionais, compreendemos como esses aspectos passam a interferir mais nas suas escolhas alimentares. Por isso, após o processo da introdução alimentar, com as novas experimentações do corpo, dos comportamentos e das relações, a criança apresenta uma melhor demonstração de suas preferências, e, consequentemente, há o aumento da demonstração de suas preferências e, assim, a recusa de alguns alimentos (*ibid.*).

Lidar com a recusa e com a escolha das crianças pode ser desafiador. Culturalmente, temos uma relação de preocupação com o bem-estar nutricional das crianças e, por isso, muitas vezes, colocamos apenas esse aspecto em relevância e promovemos uma relação inegociável sobre a comida entre cuidadores e criança (*ibid.*). Porém, uma relação com a alimentação que não permita a autopercepção, na qual não sejam respeitados os sinais do corpo e as relações alimentares vivenciadas pelas crianças, além de contribuir para experiências alimentares desagradáveis e uma dinâmica estressante para a criança e para quem dela cuida, apresenta mais chances de induzi-la a comer em maior ou até menor quantidade do que gostaria. Nesse caminho do aprendizado alimentar, não podemos deixar de considerar a relação criança e cuidador (e seu repertório cultural alimentar); afinal, no momento da alimentação, essa relação pode impactar positiva ou negativamente as experiências alimentares na infância e ao longo da vida (Junqueira, 2017).

Ressignificar os momentos de alimentação, entendê-los como aprendizado, que é relacional, que se dá na prática, momento em que as crianças desenvolvem autopercepção, autorregulação, sendo capazes de reconhecer os sinais de seus corpos, experimentando seus sentimentos e agindo diante de suas escolhas, é proporcionar maiores chances de que desenvolvam práticas alimentares mais saudáveis, além de ser um exercício ético de garantirmos a elas a sua autonomia (Bonfim, 2020).

A alimentação e a saúde da criança

Diante do caminho do aprendizado alimentar, sabemos que aspectos da saúde da criança são fatores importantes a serem considerados. Assim como uma boa alimentação promove a saúde, as dificuldades alimentares impactam de maneira significativa a saúde, a qualidade de vida e as experiências sociais das crianças (Junqueira, 2017). Pensando nisso, abordar as dificuldades alimentares é importante se queremos que as crianças experimentem sua alimentação com segurança, tenham acesso a acompanhamentos interdisciplinares, sejam atendidas nas escolas, tenham sua diversidade respeitada e sejam reconhecidas as barreiras e os facilitadores presentes nos mais diversos espaços em que vivem.

As dificuldades alimentares podem tanto ocorrer na vida de crianças saudáveis quanto ser acarretadas por condições de saúde crônicas ou agudas. O distúrbio alimentar pediátrico está relacionado a uma ingestão oral inadequada, interferindo na possibilidade de a criança se alimentar com conforto, efetividade e segurança (Conselho Federal de Fonoaudiologia, 2022).

Os distúrbios alimentares são encontrados em diferentes níveis de gravidade, e a dinâmica da alimentação pode ser afetada pela aceitação do alimento, por uma recusa e seletividade, uma inabilidade no controle oral de língua, lábios, mandíbula, na função de mastigação para a formação do bolo alimentar, no disparo e na efetividade da deglutição e por uma dificuldade sensório-motora oral. Além disso, podem estar relacionados com outros aspectos da saúde, como intolerâncias e alergias alimentares, aspectos gastroesofágicos, gastrointestinais, respiratórios, entre outros (Levy; Almeida, 2018).

A disfagia orofaríngea, por exemplo, é um distúrbio de deglutição que impacta a dinâmica alimentar, apresentando como sinais frequentes tosses, engasgos, desconforto ou esforço respiratório, que podem provocar importantes complicações respiratórias, nutricionais e no equilíbrio hídrico. As crianças com disfagia precisarão de apoio de profissionais especializados para que sejam avaliadas a causa da disfagia, as necessidades de adaptações na alimentação[1] ou até de vias alternativas de alimentação, como a gastrostomia (GTT) (Levy; Almeida, 2018).

Como causa das dificuldades alimentares, para além dos aspectos orgânicos, fisiológicos, genéticos, neurológicos, motores, sensoriais e cognitivos, também se encontram descritos aspectos da rotina, do relacionamento interpessoal e da comunicação durante a alimentação, gerando impactos na aceitação, na recusa e na seletividade alimentar (Junqueira, 2017).

A seletividade alimentar é assunto que vem ganhando destaque nas publicações sobre alimentação na infância nos últimos anos (Reis; Neves, 2022). Ela ocorre quando há recusa ou resistência na aceitação de alguns alimentos, podendo estar relacionada às características da comida, como sabores, cores, texturas e consistências, ao desinteresse pela alimentação e à falta de apetite. Como já discutimos, a alimentação envolve todos os

1. As adaptações na alimentação podem estar relacionadas ao mobiliário e aos utensílios escolhidos, ao modo de apresentação, às consistências, à quantidade e ao tipo de alimentos ofertados, ao tempo necessário para que as crianças se alimentem com segurança e ao treinamento do cuidador (Levy; Almeida, 2018).

nossos sentidos; assim, a forma como a criança discrimina, interpreta e modula os estímulos sensoriais pode apontar dificuldades significativas ao se relacionar com os alimentos e gerar preferências pelos alimentos que provocam conforto (Junqueira, 2017; Junqueira *et al.*, 2015).

Na construção do repertório alimentar na infância, as experiências envolvem aspectos menores e maiores que fazem com que se estabeleçam relações de conforto com o alimento (Durães, 2021). A qualidade dessa experiência e a relação com os cuidadores, amigos e familiares no momento da alimentação podem influenciar nessa construção. Portanto, o estabelecimento de uma relação de atenção entre os participantes da alimentação, construindo uma relação de responsividade entre os pares, tem sido apontado como fator importante para o aprendizado alimentar (Bonfim, 2020). É, portanto, fundamental pensarmos como esses momentos se dão na educação infantil, na qual, com seus pares, as crianças experienciam, compartilham e enriquecem os aprendizados alimentares.

Sabendo que a alimentação impacta significativamente a vida das crianças, tem-se motivado a implementação de leis que estabeleçam como direito das crianças a alimentação saudável, assim como a elaboração de normativas que abordem aspectos da oferta alimentar das crianças nas escolas, por exemplo. No entanto, vale refletir a respeito de como ainda se aponta uma direção centrada nos aspectos biológicos, higienistas e normatizadores, que focam na ingestão de nutrientes necessários, de forma restrita a algumas normas sociais e que deixam de lado a possibilidade de pensar as práticas inseridas nos mais diversos contextos sociais e culturais. Nessa dinâmica de controle, esquece-se de considerar a dimensão formadora da subjetividade que se dá em ato, entre os contatos humanos, na possibilidade de compartilhar e na experiência de si (Guimarães, 2011; Richter; Vaz, 2011).

A escola é um local importante para a promoção da alimentação saudável, já que tem estrutura, faz parte da rotina diária das crianças na maioria dos dias e, por isso, é onde elas experienciam grande parte das refeições e compartilham esses momentos com a comunidade escolar (Departamento de Nutrologia, 2018). Assim, vale ressaltar a possibilidade que a escola tem de promover práticas que apoiem e respeitem os aprendizados alimentares, construindo um caminho que inclua as diferentes realidades das crianças, garanta segurança alimentar e promova autonomia e voz ativa das crianças em suas atividades de cuidado. Ter atenção ao aprendizado alimentar na rotina das escolas é a possibilidade de identificarmos as barreiras existentes e os facilitadores possíveis para que o aprendizado seja oferecido a todas as crianças, incluindo as que necessitem de adaptações, olhar especializado ou não.

A escola, como espaço de cuidado, tem o compromisso de garantir o direito constitucional de todas as crianças ao acesso à comida saudável. A escola é um espaço de educação em saúde, fundamental para promover informação, enfrentar interesses mercadológicos, proteger as crianças, oportunizar escolhas alimentares conscientes, dar suporte, reconhecer dificuldades estruturais em nossa sociedade, considerar os diferentes recortes sociais, de sexo, raça, classe, gênero, geração e suas interseccionalidades. Do ponto de vista da educação alimentar, a escola é um espaço privilegiado para proporcionar, além de acesso ao alimento, uma cultura alimentar diversa, emancipadora, mais equânime e mais sustentável desde a educação infantil.

Olhar para o desenvolvimento infantil considerando a sua integralidade, mediante uma perspectiva sociocultural e de caráter organicamente social, evidenciando a importância da atividade coletiva e conjunta, é possibilitar que crianças e adultos negociem, criem e compartilhem cultura entre si, em uma concepção na qual as crianças contribuem ativamente para a produção de mudanças culturais. Ainda que resguardadas por seus cuidadores, as crianças também devem ser protagonistas de suas vivências nos ambientes em que recebem cuidado, brincam, desenvolvem sua comunicação, vivenciam o mundo e estabelecem suas redes de relacionamento e conhecimento (Corsaro, 2011; Prout, 2010).

Alimentar na relação educar e cuidar

Entendendo que a alimentação faz parte da rotina da educação infantil, torna-se importante considerar qual olhar se deposita sobre a infância e o cuidado nesse contexto. Compreendemos que os entendimentos sobre a infância são forjados numa arena de disputas, determinismos e normatizações ao longo da história e que ainda geram ações prescritivas e excludentes, marcadas por um viés disciplinador e de exercício de poder que impõe certos modos de vida em detrimento de outros (Abramowicz; Oliveira, 2010; Cohn, 2013; Prout, 2010). Já "cuidado" é um termo complexo, polissêmico, e, ainda que seja tido como fundamental em nossa sociedade, a forma como se constitui e organiza e as necessidades relacionadas a ele e como são consideradas surgem de uma grande variação cultural, social, política e ideológica (Tronto, 2013).

O cuidado da criança, especialmente as pequenas, ainda esbarra na naturalização do que é cuidar como tarefa doméstica, instintiva, atribuída à mulher, de caráter apenas afetivo ou higienista, e que constitui um trabalho invisibilizado em nossa sociedade (Guimarães, 2011; Rosemberg, 2015). Na história da educação infantil, com reflexos ainda nas práticas atuais, vemos recair sobre o direito das crianças (e das mulheres) um entendimento de menos valia nas atribuições do cuidado. Junto com isso, uma resistência em romper com uma visão dicotômica do cuidar e educar da criança pequena, que atribui ao cuidado apenas uma dimensão instrumental, em que as atividades (alimentação, troca de fraldas, banho e apoio para dormir) são naturalizadas e ligadas apenas à preservação do corpo. Sobre o educar, recai um sentido de ensino transmissivo, com ações de controle e disciplina que buscam um desenvolvimento baseado em uma suposta realidade predeterminada, ao vir a ser (Guimarães, 2011).

Diante desse cenário, as atividades de cuidado, como a alimentação, muitas vezes são vivenciadas na educação infantil de maneira apressada, suprimida, por meio de práticas que não ampliam a atenção a cuidar e educar como indissociáveis. No caso da alimentação, até mesmo quando apontada como ditadora da rotina nos espaços de educação infantil – onde se observa que as demais tarefas do dia são organizadas entre os momentos de alimentação –, esse protagonismo da alimentação não ocorre de maneira abrangente e com foco na integralidade. Observa-se uma rigidez voltada apenas à ingestão dos nutrientes necessários para o crescimento e ao cumprimento de normas sociais esperadas e naturalizadas (Richter; Vaz, 2011).

Evidencia-se que as relações de cuidado, como o alimentar, abastecem-se de exigências técnicas e rotineiras, constituindo uma visão instrumental somente, não se imbuindo do seu entrelaçamento com a educação, do encontro das crianças com os adultos, da experiência compartilhada. Então, entregarmos ao cuidado mais do que a visão instrumental, higienista e de disciplinarização contribui para proporcionar a educação como encontro da criança com o adulto, da criança com as crianças, construindo um sentido dialógico e de experiência compartilhada (Guimarães, 2011).

O cuidado amplia as possibilidades de educação. As relações de cuidado podem promover aproximação, atenção ao outro, responsividade nas relações, construção de vínculo, confiança e resistência. No entanto, além de conformar práticas positivas, diante da naturalização do cuidado, muitas vezes, deixamos de considerar que, se não estivermos atentos, também se pode perpetuar o descuido. É importante lançar luz na relação adulto-criança, que embaraça poder e controle e sobre a qual recai a invisibilização das crianças. É preciso que o adulto note suas ações diante das manifestações das crianças e, em contrapartida, trace um sentido de práticas cotidianas que entendam o cuidado como ética, que os envolvidos se disponibilizem para as experiências que ocorrem em ato, que são relacionais e que constituem o cuidar e o educar (*ibid.*).

Sendo a infância uma condição de experiência, cuidar da criança oferecendo atenção e escuta é importante tarefa (*ibid.*). Cada criança precisa ser vista como sujeito com o valor em si mesmo, com a possibilidade de se desenvolver em sua potência criativa. Como discutido no campo da sociologia e antropologia da infância, é preciso uma vigilância epistemológica e a construção de um posicionamento crítico diante das relações sociais, pedagógicas e de cuidado com as crianças, a fim de buscar posturas e concepções a favor delas (Abramowicz; Oliveira, 2010; Cohn, 2013; Prout, 2010).

Nesse caminho, que é relacional, não podemos deixar de pensar no aspecto que se desvela sobre quem cuida. É preciso ressaltar a importância do cuidado na sociedade e de que estejamos atentos a quem dele se atribui nos diferentes espaços, que se desnaturalizem seus saberes, que o reconheçamos como trabalho e que bem se remunere. Que possamos pensar no cuidado, especialmente nas escolas, de maneira a garantir formação, profissionalização, especialização, e que se possa construir um caminho de educação permanente para pensar o aprendizado e a educação alimentar, assim como as demais ações de cuidado cotidianas (Mendes, 2022).

É importante considerar o deslocamento da responsabilidade do cuidado como questão do indivíduo para uma perspectiva de responsabilidade social. Ressaltando a importância do trabalho do cuidado em nossa sociedade, damos passos em um caminho que garanta que as crianças tenham seus direitos e cidadania preservados, que a complexidade do trabalho do cuidado seja considerada e que este (frequentemente atribuído às mulheres), em vez de invisibilizado, seja valorizado. Politizar, desromantizar e desnaturalizar o entendimento de cuidado é fundamental para que, de fato, possam-se nomear as ações de cuidado, a sua complexidade e as suas múltiplas dimensões – legal, política, social, cultural, relacional e de interdependência (Mendes, 2022).

Considerações finais

A alimentação não é só um aprendizado em que as experiências podem proporcionar o desenrolar de habilidades para se alimentar em segurança, de maneira saudável, confortável, prazerosa e estabelecendo relações cognitivas com o alimento. É também um caminho de aprendizados de vida, no qual se oportunizam saberes afetivos, culinários, culturais, sociais, políticos, ecológicos e memórias, como podemos refletir ao questionar nossas experiências vividas.

No caminho do aprendizado alimentar, as diversas rotas apontam para o caráter multidimensional da alimentação, que, desde a infância, apresenta aspectos individuais, interpessoais, contextuais, sociais e culturais. Nessas rotas, cabe aprender sobre as dimensões biológicas de crescimento e desenvolvimento; reconhecer os alimentos e as experimentações das suas características sensoriais, os diferentes hábitos alimentares e costumes de famílias, de regiões e de sociedades, a origem dos alimentos, como são produzidos, como chegam até nossas mesas, os direitos, as desigualdades, o conhecimento dos modos de produção, quem cozinha os alimentos, como armazená-los, prepará-los, apresentá-los e tantas mais possibilidades.

Cabe à alimentação uma prática educativa nas escolas, em que as experiências proporcionem às crianças a noção do autopercepção, a informação sobre escolhas saudáveis, promovendo uma cultura alimentar não com a ideia de disciplina dos corpos, mas para permitir que elas, como seres ativos e atuantes, desenvolvam suas percepções, habilidades, capacidades de autorregulação, flexibilidades, para que possam fazer escolhas com autonomia.

Pensar a alimentação na educação infantil é abrir um caminho de possibilidades para construir práticas que promovam os momentos de cuidado para além dos aspectos normatizadores de caráter biológico, político e adultocentrado. Que as rotas sejam traçadas para reforçar e promover o sentido da aprendizagem pela experiência, da relação que se estabelece entre os participantes, do simbolismo que se cria, da linguagem que comunica, da aproximação, segurança e construção de vínculos, da percepção dos aspectos que se apresentam como barreiras ou facilitadores, dos limites e potencialidades e da disponibilidade para os acontecimentos em ato, na relação indissociável entre cuidar e educar.

A alimentação, como prática de cuidado das crianças pequenas, pode ser fonte de experiências de vida e de práticas educativas que promovam curiosidade, encantamento e criatividade, fundamentais para o aprendizado, não só em um aspecto instrumental do alimentar. Pensando um mundo que seja "com" e "para" as crianças como pessoas com quem coexistimos e, principalmente, como profissionais que refletem sobre a infância, que possamos repensar o cotidiano e a nossa capacidade de cooperar com elas para questionar as relações de poder que se estabelecem, repensar as práticas adultocentradas e reconstruir os espaços de educação e de cuidado com criatividade.

Valorizar as práticas de cuidado na educação infantil, como a alimentação, é apropriar-se da responsabilidade social do cuidado, passo importante para tirar da invisibilidade o trabalho do cuidado e transformar as relações.

Referências

ABRAMOWICZ, A.; OLIVEIRA, F. D. A sociologia da infância no Brasil: uma área em construção. *Educação* (UFSM), [Santa Maria], v. 1, n. 1, p. 39-52, 18 maio 2010.

BOMFIM, V. O. B. A formação do comportamento alimentar na infância. *In:* SECRETARIA DE EDUCAÇÃO. *Alimentação na educação infantil*: mais que cuidar, educar, brincar e interagir. Brasília: Secretaria de Educação do Distrito Federal, 2020. Disponível em: https://www.educacao.df.gov.br/wp-conteudo/uploads/2021/07/Guia_Projeto_Alimentacao.pdf. Acesso em: 5 set. 2023.

COHN, C. Concepções de infância e infâncias: um estado da arte da antropologia da criança no Brasil. *Civitas* – Revista de Ciências Sociais, [Porto Alegre], v. 13, n. 2, p. 221, 2013.

CONSELHO FEDERAL DE FONOAUDIOLOGIA. Resolução CFFa n. 659 de 30 de março de 2022. Dispõe sobre as diretrizes sobre a atuação fonoaudiológica nos distúrbios alimentares pediátricos e dá outras providências. *Diário Oficial da União*, seção 1, 12 abr. 2022. Disponível em: https://fonoaudiologia.org.br/resolucoes/resolucoes_html/CFFa_N_659_22.htm. Acesso em: 5 set. 2023.

CORSARO, W. A. *Sociologia da infância*. 2. ed. Porto Alegre: Artmed, 2011.

DEPARTAMENTO DE NUTROLOGIA. *Manual de alimentação*: da infância à adolescência. 4. ed. Rio de Janeiro: SBP, 2018. Disponível em: https://www.sbp.com.br/fileadmin/user_upload/_21089k-ManNutro_Alimentacao_para_site.pdf. Acesso em: 5 ago. 2023.

DURÃES, K. *Comendo feliz*: guia da alimentação infantil do nascimento até os 7 anos. Curitiba: Matrescência, 2021.

GUIMARÃES, D. *Relações entre bebês e adultos na creche*: o cuidado como ética. São Paulo: Cortez, 2011.

JUNQUEIRA, P. *Relações cognitivas com o alimento na infância*. São Paulo, SP: ILSI Brasil – International Life Sciences Institute do Brasil, 2017. (Série de publicações ILSI Brasil: força-tarefa de nutrição da criança, v. 5)

JUNQUEIRA, P. *et al.* O papel do fonoaudiólogo no diagnóstico e tratamento multiprofissional da criança com dificuldade alimentar: uma nova visão. *Revista Cefac*, São Paulo, v. 17, n. 3, p. 1004-1011, jun. 2015.

LEVY, D.; ALMEIDA, S. *Disfagia infantil*. Rio de Janeiro: Thieme Revinter, 2018.

MENDES, P. N. *Cuidado e intersetorialidade nos estudos sobre a primeira infância*: uma revisão integrativa. 2022. Dissertação (Mestrado Acadêmico em Saúde da Criança e da Mulher) – Instituto Nacional de Saúde da Mulher, da Criança e do Adolescente Fernandes Figueira, Fundação Oswaldo Cruz, Rio de Janeiro, 2022.

PERILO, T. V. C. *Tratado do especialista em cuidado materno-infantil com enfoque em amamentação*. Belo Horizonte: Mame Bem, 2019.

PROUT, A. Reconsiderando a nova sociologia da infância. *Cadernos de Pesquisa*, São Paulo, v. 40, n. 141, p. 729-750, dez. 2010.

REIS, T. C. D. R.; NEVES, V. M. D. S. A atuação fonoaudiológica em crianças com seletividade alimentar: revisão integrativa de literatura. *In*: FARIAS, H. P. S. D. *Sociedade, saúde e educação*: desafios e perspectivas futuras. Rio de Janeiro: Epitaya, 2022. p. 243-256. Disponível em: https://portal.epitaya.com.br/index.php/ebooks/article/view/413. Acesso em: 31 out. 2023.

RICHTER, A. C.; VAZ, A. F. Sobre a tutela dos corpos infantis na rotina alimentar da creche. *Cadernos de Pesquisa*, São Paulo, v. 41, n. 143, p. 486-501, ago. 2011.

ROSEMBERG, F. A cidadania dos bebês e os direitos de pais e mães trabalhadoras. *In*: FINCO, D.; GOBBI, M. A.; FARIA, A. L. G. de (org.). *Creche e feminismo*: desafios atuais para uma educação descolonizadora. Campinas, SP: Edições Leitura Crítica; Associação de Leitura do Brasil – ALB; São Paulo: Fundação Carlos Chagas – FCC, 2015.

TRONTO, J. *Caring democracy*: markets, equality, and justice. Nova York: New York University Press, 2013.

4

ALIMENTAÇÃO NA CRECHE: CUIDADO E SINTONIA AFETIVA[1]

Daniela Guimarães
Rachel Arenari

Introdução

Este capítulo é baseado no trabalho produzido no âmbito de uma pesquisa institucional realizada em uma escola universitária de educação infantil da cidade do Rio de Janeiro, focalizando as interações atravessadas pelo cuidado e pelo afeto como caminhos pedagógicos na creche. O recorte aqui apresentado dá destaque aos momentos de alimentação e às

1. Uma versão deste trabalho foi publicada em GUIMARÃES, D.; ARENARI, R. Na creche: cuidados corporais, afetividade e dialogia. *Educação em Revista*, Belo Horizonte, n. 34, p. 1-18, 2018.

trocas ocorridas entre professoras[2] e bebês de um grupo na faixa etária de um ano e meio de idade.

A rotina da creche muitas vezes se organiza com base nas experiências de cuidado corporal, como higiene, alimentação e sono. Apesar de se assemelharem às tarefas associadas às rotinas domésticas, esses momentos podem ser pensados na creche como oportunidades de aprendizagem, construção de autonomia, autoria e segurança por parte dos bebês, podendo se constituir como tempos profícuos de encontros e trocas afetivas.

De acordo com Barbosa (2006), a rotina na educação infantil é produzida historicamente da perspectiva do controle, da padronização, espinha dorsal e fixa dos cotidianos vividos por crianças e adultos nas instituições educacionais. No entanto, a ideia da rotina comporta também o sentido de rota, ruptura, na medida em que a vida pode deixar de ser vivida no plano da repetição para comportar a criação, o afeto, a aventura.

Dessa perspectiva, os momentos da rotina são compreendidos como ocasiões da experiência do cuidado como ética (Guimarães, 2011), ou seja, situações de atenção do adulto a si mesmo, atenção à tendência de automatização que invade sono, banho e alimentação, por exemplo, promovendo, no contraponto, possibilidades de atenção também aos bebês e crianças pequenas. Trata-se da promoção de responsividade, escuta e diálogo com os bebês no cotidiano. De modo particular, os momentos de alimentação abrem possibilidades para o olho no olho e para gestos compartilhados, nos quais o adulto oferece o alimento e acompanha o efeito afetivo desse ato no bebê, o franzir da testa, o apertar dos lábios, as surpresas com os novos sabores e texturas dos alimentos. Acompanhar o bebê é também devolver olhares, risos e oferecer palavras de incentivo às descobertas.

Podemos dizer que se estabelecem nas cenas de alimentação espaços e tempos de sintonia afetiva entre adultos/professoras e bebês. Para Stern (1992), desde o nascimento, os bebês constituem sensos de si

2. Referimo-nos às professoras no feminino, pois todas eram mulheres.

mesmos, experiências de si, derivados da relação com os outros/adultos que respondem, confirmam e compartilham gestos e afetos. Ou seja, modos de *sentir com o outro* são estabelecidos desde os primeiros dias.

De acordo com Stern (1992), há uma intimidade psíquica que se constrói entre adultos e bebês por meio de processos relacionais, como a capacidade de atenção conjunta e a sintonia do afeto. Desde cedo, o bebê é capaz de prestar atenção na atenção do adulto, acompanhando a direção do seu olhar e sua intencionalidade. Ao mesmo tempo, de modo paralelo aos contágios motores ou imitações que marcam as relações dos bebês com os adultos, constitui-se uma equiparação do afeto; isto é, há uma qualidade do sentir que acompanha o gesto imitado, uma ressonância emocional na qual está mergulhado o comportamento. Assim, quando o bebê segura a colher e imita o gesto de levar à boca o alimento, tal qual faz o adulto, há também um afeto partilhado, intensidade, alegria na descoberta, congruência.

Dessa forma, nas rotinas de cuidados corporais, muito presentes na jornada diária da creche, o adulto regula o bebê, mas o bebê também regula o adulto. Há um *entre dois*, uma relação na qual se constituem o bebê e o adulto subjetivamente. Ao mesmo tempo em que há regulação e satisfação (do sono, da fome), há atribuição de sentidos, sensibilidades. Nesses processos, o bebê se experimenta como agente do próprio corpo; em outras palavras, no corpo e nas relações, experimenta autoagência, autocoerência, auto-história.

Neste capítulo, focalizamos como as professoras e os bebês interagiram nos momentos de alimentação na creche, para além da garantia do alimento orgânico, experimentando trocas sociais, partilhas, atenção conjunta e sintonia afetiva.

Dessa forma, apresentamos alguns eventos do campo da pesquisa que nos auxiliam a olhar para o lanche e o almoço realizados na creche, considerando toda a gama de interações e aprendizagens ocorridas nessas experiências.

Na alimentação, atenção, cuidado e sintonia

A pesquisa em foco foi realizada no berçário de uma creche institucional universitária, baseada na abordagem etnográfica em educação. Sarmento (2011, p. 17) afirma que a etnografia visa "apreender a vida tal como ela é quotidianamente conduzida, simbolizada e interpretada pelos atores sociais nos seus contextos de ação". Em nossa pesquisa, as orientações da etnografia guiaram o trabalho (Geertz, 1989; Velho, 2003), em especial a descrição densa dos eventos observados, a busca de focalizar o outro, suas organizações próprias, localizando diferenças e especificidades, ultrapassando estereótipos. A convivência intensiva por várias semanas no berçário permitiu capturar os sentidos das relações entre adultos e crianças.

No primeiro semestre de 2016, foram realizadas 72 sessões de observação, de quatro horas consecutivas cada uma, três vezes por semana, em diferentes momentos da rotina do berçário: no horário da entrada pela manhã, a partir das 7h; no período da tarde, a partir das 12h. Vale dizer que as situações de alimentação, banho e sono tiveram destaque como momentos privilegiados de manifestação de afeto, cuidado atencional e diálogo entre adultos e bebês, tanto pela quantidade de tempo empreendida (mais de 50% do total das oito a dez horas que as crianças permanecem na instituição) quanto pela importância que os adultos davam a essas situações. O diálogo mobilizado pelo corpo e pela fala e a atenção compartilhada entre adultos e bebês foram especialmente percebidos nos momentos de cuidado corporal, o que mostra sua centralidade nas práticas pedagógicas na creche.

Neste capítulo, focalizaremos as situações de alimentação.

Certa vez, ao fim da manhã, alguns bebês pareciam um pouco inquietos e uma das professoras explicou que, naquele horário, já estavam um pouco aborrecidos, porque estava chegando a hora do almoço e já deveriam estar com fome. Três bebês a quem chamaremos de Ana, Marina e José, percebendo a chegada do almoço, foram andando em direção à mesa e puxando as cadeiras para se sentarem. A sala era separada em dois grandes espaços. Em um deles ficavam organizadas as mesas e cadeiras pequenas, adequadas ao tamanho das crianças. Pouco tempo depois, chega o almoço.

> Ana fala: "Papá! Papá!".
>
> E a professora responde: "É, Ana. O papá já vai chegar".
>
> E Ana continua: "Papá! Papá!".
>
> Algumas crianças já estavam com a Ana, sentando-se à mesa para esperar o almoço.
>
> Uma senhora chega no portãozinho que separa a antessala da sala, trazendo uma bandeja com as refeições das crianças e das professoras. Os pratos já vêm prontos da cozinha, e as crianças vão para as mesas. Sentam-se na proporção de quatro, quatro e dois em cada mesa. Nas mesas com quatro crianças, ficam uma professora e uma estagiária; na mesa com duas crianças, fica uma professora.
>
> A professora passa com um saco plástico cheio de colheres apropriadas para a alimentação das crianças pequenas. Cada uma recebe uma colher e a maioria já começa a comer. As professoras se sentam junto com os pequenos, ao lado deles, na mesma mesa, e almoçam ali também. À medida que vão comendo, vão também conversando com as crianças e auxiliando aquelas que ainda não conseguem comer sozinhas (Caderno de campo, 18/2/2016).

A refeição é feita com tranquilidade, como um espaço de partilha de experiências e respeito ao momento do outro. Há, no desenrolar do almoço, uma troca afetiva e um diálogo que aparece em palavras, posturas, olhares e gestos que compõem um lugar de aprendizagem, de nutrição afetiva e biológica.

Já no início do relato, pode-se perceber como a fala da Ana é acolhida pela professora, que retoma e estende o enunciado da criança: a professora dialoga com o bebê, recebe a sua fala e devolve com um enunciado mais complexo e possibilita que Ana continue a repetir a palavra em uma experiência cheia de sentido. A postura ativa da professora demonstra uma escuta atenta e responsiva, que fortalece o significado da fala do bebê, dando sentido e ampliação à enunciação.

Permite-se que as crianças comam sozinhas, não no sentido de abandonadas, mas no sentido de se alimentarem por sua própria ação, com uma intervenção atenta, pautada no olhar dos adultos. À medida que recebem as colheres, as crianças começam a mexer com elas na comida que está no prato, e a maioria já coloca o alimento na colher e a leva à boca. Percebemos que há ali um cuidado com aquilo que as professoras podem fazer por e para as crianças bem como com o que as crianças já podem fazer por si mesmas. Ao permanecerem sentadas à mesa junto das crianças, as professoras também as desafiam ao ato de comer com falas como: "Isso, Enzo, comendo tudo!" ou "Está uma delícia o papá, não é, Heitor?". Incentivam as crianças a segurar a colher quando algumas usam as mãos para pegar e levar o alimento à boca, e auxiliam aquelas que ainda precisam de ajuda para se alimentar. Estabelece-se uma dinâmica de parceria e confiança, que oferece aos pequenos a oportunidade de irem conquistando mais autonomia e segurança.

Guimarães (2011, p. 135) diz:

> O cuidado envolve a criação de oportunidades para a criança trabalhar sobre si, encontrando um ponto de conforto enquanto espera a sua vez, alimentando-se também sozinha, quando já tem capacidade motora para tal, no movimento de ganhar potência. A abertura, o não enrijecimento nos caminhos já conhecidos e cristalizados [...] gera novas possibilidades para o trabalho.

Algumas crianças intercalam o transporte do alimento do prato à boca com a colher e a mão. Alguns seguram a colher com uma mão e colocam a comida sobre ela com a outra mão, outras vão pegando a comida com a mão e levando à boca. As professoras não proíbem os bebês de colocarem a mão na comida e nem têm uma fala cerceadora dos movimentos dos pequenos com o prato e o alimento, mas emitem enunciados positivos, elogiando o sabor do alimento e impulsionando o uso da colher.

> José começa a comer com a mão, pegando os grãozinhos de feijão e colocando na boca; depois, pega um pouquinho de purê com a mão e põe na boca. A professora que está na primeira mesa fala calmamente com ele: "José, pega a colher. Come com ela. Pega a colher, José". Ele olha para a colher e começa a comer com ela (Caderno de campo, 18/2/2016).

> Enzo estava comendo com a mão. Pegava uns grãozinhos de feijão, depois o purê, a beterraba e ia comendo, espalhando um pouco a comida sobre a mesa. A professora fala para ele: "Enzo, come com a colher. Olha a colher aí no seu prato. Come com ela". Ele pega mais um pouquinho de comida com a mão e depois pega a colher e começa a comer com ela. Às vezes, ainda usa a ajuda da mão para encher a colher, mas segue comendo (Caderno de campo, 23/2/2016).

Neste ponto, destacamos o fato de as professoras se sentarem à mesa em cadeiras ao lado das crianças e de fazerem sua refeição junto com elas. Primeiro, percebemos nessa ação uma postura que lhes permite estar bem próximas das crianças e auxiliá-las no que for preciso. Assim, ao lado daquelas que ainda não fazem toda a refeição por conta própria, mas já ensaiam movimentos que denotam a apreensão daquele processo, as professoras ajudam a pôr alimento na colher, estimulam a segurarem-na sozinhas e, para as que não demonstram essa mobilização para comerem sozinhas e que, mesmo diante do incentivo das professoras, não se movimentam nesse sentido, as professoras dão o alimento na boca.

Stern (1992, p. 126) chama de sintonia de afeto os "comportamentos que expressam a qualidade do sentimento de um estado afetivo compartilhado, sem imitar a exata expressão do estado interno", ou seja, a mera imitação estaria vinculada a formas externas do agir e, na sintonia afetiva, presencia-se um comungar de estados internos. O fato de as professoras, ao mesmo tempo em que amparam as crianças, também estarem almoçando ali com elas oportuniza não só a experiência do imitar como a de viver essa sintonia que foca na qualidade do sentimento compartilhado. O almoço transcorre entre auxílios, sabores, texturas, liberdade, autonomia e conversas. Os bebês podem acompanhar os adultos almoçando como eles e buscar experimentar esse lugar de se alimentarem por si mesmos, de se apropriarem daquilo que já está consolidado no outro, na cultura do grupo. Os adultos não estão lá para servi-los e não estão ocupando uma posição dos que sabem mais entre os que sabem menos, mas, sim, daqueles que podem ser uma referência, no dizer de Guimarães (2006, p. 13), "como uma ponte para a construção de novas formas de atuação por parte da própria criança, que, assim, vive o coletivo como engrandecimento de suas possibilidades de ser".

Rocha (2012, p. 84) destaca que a imitação ocorre como uma resposta à expressão do outro, uma espécie de diálogo afetivo, e que "a criança só imita as pessoas por quem se sente profundamente atraída ou as ações que a cativaram. Na raiz de suas imitações, há amor, admiração e também rivalidade". Há, entre professoras e bebês, um diálogo afetivo, ativo e também silencioso na disponibilidade das docentes de almoçarem ali, conjuntamente, permitindo o compartilhamento de ações e a instalação de um clima de confiança no grupo. Uma prática dialógica que, como afirma Freire (1987), oportuniza comunicação com o outro e não realiza somente comunicados.

Os movimentos silenciosos, porém expressivos, dos bebês também são considerados durante o almoço, indicando que as professoras estão atentas e comprometidas com a segurança afetiva dos pequenos.

> Em determinado instante, uma estagiária que estava ao lado da Marina sai para ajudar um bebê na outra mesa que não estava comendo. Marina fica olhando para a estagiária que saiu do seu lado e para de comer.
>
> A professora fala para ela: "Marina, a [nome da estagiária] vai ajudar a Andrea agora, tá? Porque ela não está conseguindo comer sozinha, mas nós estamos aqui, vendo que você está comendo tudo". Imediatamente, Marina se volta para o seu prato e continua a comer.
>
> O José termina o prato e pega com a mão a comida da Ana no prato dela. A professora intervém: "José, você já comeu a sua comida e essa é a comida da Ana. Deixa ela terminar de comer". Ele olha para a professora e para de pegar a comida da colega. Sai andando e vai pegar um dos brinquedos que estavam disponíveis em um canto da sala (Caderno de campo, 18/2/2016).

Existe no processo do almoço uma ação pedagógica que favorece a segurança, autonomia e independência dos bebês. Essa ação aparece desde as falas, os gestos, olhares e toques até os detalhes do preparo do espaço e do alimento. As professoras colocam palavras nas expressões gestuais das crianças que ainda não falam, mas estão mergulhadas na linguagem oral e em uma perspectiva dialógica. Para Stern (1992), o progressivo mergulho dos bebês na linguagem verbal, em conexão com as expressões não verbais, amplia os domínios do relacionar-se. Nessas cenas, as falas das professoras promovem a partilha verbal de significados, constituindo possibilidades de enfrentar um grande desafio, colocar os afetos em palavras em contextos dialógicos nos quais as sentenças verbais surgem para pesquisar, indagar os sentidos dos olhares, gestos, movimentos e expressões dos bebês.

Destacamos na situação anterior a postura de Marina ao acompanhar o movimento da estagiária com o olhar, numa atitude atencional importante na compreensão da capacidade dos bebês de sustentarem o vínculo com os parceiros relacionais. A estagiária levanta, e Marina segue os movimentos dela com o olhar. Sua atitude atencional é percebida e nomeada pela professora, que também se conecta *atencionalmente* na cena. A atenção conjunta, a capacidade de prestar atenção à atenção do outro, é cultivada num exercício de *interatencionalidade* que envolve bebê, estagiária e professora.

Vale sublinhar também que o tamanho das mesas e cadeiras é proporcional ao tamanho dos bebês, a organização do entorno permite que haja espaço para o deslocamento das professoras e crianças se necessário; os pratos e talheres são adequados às particularidades motoras dos pequenos. A refeição principal vem organizada nos pratos de plástico, estando cada tipo de alimento separado em pequenas porções dentro do recipiente, dando a impressão de estarem bem cozidas e em tamanhos possíveis de serem manipulados pelas crianças. Há um arranjo da comida que favorece a curiosidade, a provocação do desejo e a sensorialidade.

> Quando chega a sobremesa, quem já acabou de comer vai ganhando um pedaço da fruta e comendo. A sobremesa do dia era melancia

> e vinha cortada em pequenos bastões de modo que as crianças pudessem segurá-los e comer sozinhas.
>
> As professoras iam oferecendo a cada criança a fruta: "Quer melancia, Clara? Quer, Isabela? Você já comeu melancia? Está docinha" (Caderno de campo, 18/2/2016).

Parece fundamental que a organização do lanche e a forma de servir o alimento apareçam mais amplamente no planejamento do trabalho na educação infantil. Oferecer uma fruta cortada em um formato que permita às crianças segurá-la, sentir a sua textura, a temperatura, olhar suas cores, saboreá-la e comê-la, independentemente da ajuda do adulto, significa considerar os bebês como sujeitos na relação educativa, para quem se pretende criar oportunidades de aprender, experimentar, ganhar independência, marcando-se a intencionalidade do fazer pedagógico na creche.

Schmitt (2014, p. 52) esclarece que vários estudos nacionais subsidiam o entendimento de uma educação da infância que afirme uma docência mais complexa e alargada:

> [...] uma ação docente implicada não apenas com aquilo que a professora faz com as crianças pequenas, seja individualmente ou em grupo, mas concomitantemente ligada com uma organização de tempo e espaço que acolhe, fomenta, sustenta, apoia as ações e interações delas consigo mesmas, entre pares e com a cultura.

Certo dia, durante uma observação no campo, o corte da fruta ofertada para as crianças gerou algumas questões. O lanche oferecido pela escola nessa ocasião era maçã e suco de caju. As crianças são chamadas à mesa, convidadas a lanchar e as professoras as ajudam a se sentar nas cadeiras. Provavelmente em razão de a maçã oxidar rapidamente depois de cortada, a fruta vai inteira para a sala e é cortada pela professora na hora de servir aos pequenos.

> A professora corta a maçã ao meio apressadamente e vai dando na mão das crianças uns pedaços meio grandes. Uma das crianças (Isabela) recebe um pedaço de maçã razoavelmente grande com casca e fica quase todo o lanche lambendo a parte interna do pedaço da maçã.
>
> A professora fala: "Come a maçã, Isabela!".
>
> No entanto, outras duas crianças recebem pedaços menores da fruta, e, para algumas, a professora tirou a casca antes de servir.
>
> Isabela continuava tentando comer e lambia a maçã. Depois de algum tempo a professora fala: "Você não vai comer assim, né, Isabela? Então, toma este aqui sem casca". Isabela comeu (Caderno de campo, 25/2/2016).

Enquanto esses fatos se desenrolavam, houve pouco contato afetivo entre professora e bebê, estavam todos no mesmo espaço, próximos fisicamente, vivenciavam o momento do lanche, porém, apesar da proximidade corporal, havia distância afetiva. A experiência do encontro com o outro, de olhar o outro buscando se colocar no lugar dele, acolhendo as suas necessidades se revelou ali como desafio.

Na ação da docente com os bebês, o detalhe do corte de um pedaço de fruta interfere no ganho de autonomia, bem como pode criar dificuldade no processo de alimentação da criança. Para além da materialidade desses pontos destacados, outras consequências podem ser sentidas, como o trabalho por parte do professor diante da impossibilidade da criança de se alimentar por si e uma certa culpabilização da criança por sua incapacidade de comer aquele pedaço de fruta que se apresentava maior do que o adequado.

O trabalho do professor com os bebês requer esse constante movimento de se manter atento ao outro-criança no sentido mais delicado da palavra; ou seja, esse lugar da docência exige disponibilidade afetiva de perceber a potência dos bebês, de agir nos detalhes do cotidiano, de provocar seu desenvolvimento e de proporcionar experiências que os impulsionem pelos caminhos da autonomia, segurança e aprendizagem.

É importante perceber que o cotidiano na creche é atravessado por múltiplas cenas, ora de atenção, ora de distância afetiva. É nesse movimento que bebês e crianças pequenas se formam, reagem e interagem. Trata-se da construção de uma intencionalidade pedagógica por parte dos adultos, cada vez menos adultocêntrica, mas de uma perspectiva atencional.

Considerações finais

Nosso estudo mostrou a qualidade pedagógica dos momentos de cuidados corporais na rotina da creche, particularmente os momentos da alimentação. Assim, entendemos que o cuidado envolve uma postura ética por parte das professoras, ou seja, a preparação do alimento, a organização do tempo, a disposição dos objetos e móveis, a liberdade de movimentação das crianças, as iniciativas comunicacionais e responsivas dos adultos, entre outras questões que geram um contexto educativo afetivo.

Nas palavras de Guimarães (2011, p. 51), ao citar Tristão, a experiência educativa na creche "é marcada pela sutileza das ações cotidianas que muitas vezes não são percebidas na rotina diária", seja o toque, o olhar, a fala, a entonação da voz, a espera atenta do momento do outro, a postura, a presença não invasiva, o encorajamento à experimentação do mundo e à construção de autoconfiança por parte dos bebês. Trata-se de buscar caminhos de relação com as crianças, desde bebês, que considerem a dimensão afetiva no seu desenvolvimento e proporcionem uma experiência de educação institucionalizada que fomente a autonomia, a segurança, a criatividade e a alegria de estar no mundo.

Referências

BARBOSA, M. C. *Por amor e por força*: rotinas na educação infantil. Porto Alegre: Artes Médicas, 2006.

FREIRE, P. *Pedagogia do oprimido*. Rio de Janeiro: Paz e Terra, 1987.

GEERTZ, C. *A interpretação das culturas*. Rio de Janeiro: Guanabara, 1989.

GUIMARÃES, D. Entre a instrução e o diálogo: a construção da identidade educacional das creches. REUNIÃO NACIONAL DA ANPED, 29., 2006, Caxambu, MG. Trabalho apresentado no GT7. *Anais* [...] Rio de Janeiro: Anped, 2006.

GUIMARÃES, D. *As relações entre os bebês e os adultos na creche*: o cuidado como ética. São Paulo: Cortez, 2011.

ROCHA, M. R. S. *Perspectivas de uma educação dialógica na creche*: a co-autoria da criança na construção da prática educativa. 2012. Dissertação (Mestrado em Educação) – Unirio, Rio de Janeiro, 2012.

SARMENTO, M. J. O estudo de caso etnográfico em educação. *In*: ZAGO, N.; PINTO DE CARVALHO, M.; VILELA, R. A. T. (org.). *Itinerários de pesquisa*: perspectivas qualitativas em sociologia da educação. Rio de Janeiro: Lamparina, 2011.

SCHMITT, R. V. *As relações sociais entre professoras, bebês e crianças pequenas*: contornos da ação docente. 2014. Tese (Doutorado em Educação) – Universidade Federal de Santa Catarina, Florianópolis, 2014.

STERN D. *O mundo interpessoal do bebê*: uma visão a partir da psicanálise e da psicologia do desenvolvimento. Porto Alegre: Artes Médicas, 1992.

VELHO, G. O desafio da proximidade. *In*: VELHO, G.; KUSCHNIR, K. (org.). *Pesquisas urbanas*: desafios do trabalho antropológico. Rio de Janeiro: Jorge Zahar, 2003.

5
ALIMENTAÇÃO ESCOLAR NO BRASIL: PERSPECTIVA HISTÓRICA E ATUALIDADE

Alini Melo Naspolini

Este capítulo tem como objetivo apresentar um panorama da alimentação escolar no Brasil, traçando um paralelo entre sua criação e implementação e as questões atuais, pertinentes à oferta universal das refeições, juntamente com sua qualidade nutricional. São esses os fatores que tornam a alimentação escolar uma das maiores e mais bem-sucedidas políticas públicas em vigor no Brasil.

Política pública mais antiga em vigência no Brasil, a alimentação escolar representa um pilar de resistência social, por sua incessante e incansável busca pela garantia da segurança alimentar e nutricional e da soberania alimentar em nosso país. Referência mundial em alimentação escolar, o Programa Nacional de Alimentação Escolar (Pnae) garante o atendimento universal a todos os alunos da educação básica. Contudo, para além da oferta de refeições nutricionalmente adequadas, o Pnae representa importante ferramenta pedagógica, por meio de ações educativas que incluem a educação alimentar e nutricional no processo de ensino aprendizagem, firmando assim seu importante papel no currículo escolar.

Breve histórico da alimentação escolar no Brasil

A história da merenda escolar no Brasil se inicia como forma de garantir a frequência escolar, tendo como público-alvo majoritariamente os alunos com menor poder aquisitivo. Assim, com a criação das escolas de aprendizes artífices (1909), direcionada a alunos de 10 a 13 anos de idade, tem-se o primeiro modelo de oferta da merenda escolar com o objetivo de melhorar as condições de aprendizagem. Sob responsabilidade financeira do governo federal, essa oferta se caracterizava por fornecimento irregular e desigual.

No final da década de 1930, as pesquisas em saúde pública indicavam a relação entre carências nutricionais e desempenho escolar. Dessa forma, a cidade do Rio de Janeiro, então capital da República, tornou-se pioneira na instituição da merenda escolar. À escola, por meio da oferta de alimentos aos alunos, foi incumbida a tarefa de solucionar o grave problema da desnutrição infantil associada ao baixo rendimento e à evasão escolar de alunos socialmente vulneráveis (Pinho; Martínez, 2017).

Contudo, a alimentação escolar só seria de fato iniciada em âmbito nacional na década de 1950. Em 1954, o Programa Nacional de Merenda Escolar foi iniciado como instrumento primordial na luta contra a fome e a desnutrição. A instituição da Campanha de Merenda Escolar, em 1955, permitiu que fossem celebrados convênios com organismos internacionais que se encarregaram de distribuir leite em pó, margarina e cápsulas de vitaminas à população infantil. Esses investimentos estrangeiros eram fruto, em especial, dos excedentes da produção agrícola dos Estados Unidos e do Canadá. Percebia-se, portanto, que os alimentos destinados aos alunos sofriam influência significativa de transações comerciais entre as indústrias estrangeiras de alimentos e o governo brasileiro. Infelizmente, as doações preconizavam o estímulo de alimentos modificados em detrimento da qualidade nutricional dos alimentos *in natura* (Peixinho, 2011).

Com o avanço das pesquisas, com destaque para as de Josué de Castro,[1] célebre pesquisador e ativista do combate à fome, tornou-se inevitável a percepção da importância de a alimentação se tornar política pública. Assim, em 1956, foi instituída a Campanha Nacional da Merenda Escolar, subordinada ao Ministério da Educação e Cultura, cujos recursos eram subsidiados em grande parte por entidades internacionais. Esse formato de criação do programa de alimentação escolar contribuiu significativamente para a representação social da merenda escolar como mero instrumento de política assistencialista. Tal representação ainda resiste (Pinho; Martínez, 2017).

Não restam dúvidas a respeito da influência da merenda escolar na assiduidade dos alunos. Em 1960, o Instituto de Nutrição da Universidade do Rio de Janeiro revelou que a frequência de alunos que compareciam à escola somente para se alimentar era de 70%. Assim, a merenda era vista como condicionante da frequência das crianças às aulas. Nessa época, a merenda era composta por alimentos processados, como leite em pó enriquecido com farinhas (oriundos das doações internacionais), café, pão e leite. Somente aos alunos com menor poder aquisitivo eram oferecidas refeições completas com arroz, feijão e carne (*ibid.*).

Assim, a diversificação da merenda era extremamente restrita, e seu principal produto era o leite em pó enriquecido com farinhas. Destacam-

---

1. Josué de Castro nasceu em 1908, em Recife. Médico especialista em nutrição, geógrafo e professor, foi embaixador do Brasil na ONU. Pesquisou o tema da nutrição no Brasil desde o início da década de 1930. Entre suas obras, destaca-se *Geografia da fome* (1946), que aponta a fome como fenômeno social. Foi presidente da Organização das Nações Unidas para a Alimentação e Agricultura (FAO), deputado federal e mais de uma vez cotado para o Prêmio Nobel da Paz. Teve seus direitos políticos cassados pela ditadura militar, em 1964. Morreu no exílio, em Paris, em 1973.

se nesse período a baixa qualidade da merenda ofertada, destinada quase exclusivamente a alunos carentes, o uso da merenda como escoadouro da produção agrícola norte-americana e, ainda, a irregularidade na oferta, considerada insuficiente para atender a todos os alunos. Dessa forma, percebe-se que a qualidade nutricional era sobreposta pelos interesses financeiros que guiavam o cenário político da época (Arruda; Almeida, 2005).

A intervenção dos organismos internacionais na merenda escolar se tornou ainda mais pronunciada após a instalação da ditadura cívico-militar (1964). O interesse das entidades estrangeiras em inserir alimentos industrializados na merenda escolar brasileira se deu sob o pretexto de que esse tipo de alimento tornaria mais eficiente a distribuição da merenda entre os alunos carentes. O discurso de que grande parte dos alunos tinha na merenda escolar a única refeição do dia era usado como forma de propagar a importância do uso de alimentos processados em detrimento de alimentos *in natura*, considerando a perecibilidade dos últimos (Peixinho, 2011; Pinho; Martínez, 2017).

Esse modelo não se mostrou suficiente para sanar a desnutrição infantil, ainda um grave problema social no início da década de 1970. A distribuição continuava insuficiente, cobrindo apenas 70% dos 180 dias letivos; ou seja, os alunos não recebiam refeições em 54 dos dias em que frequentavam a escola. Em 1979, a Campanha Nacional de Alimentação Escolar passou a se chamar Programa Nacional de Alimentação Escolar (Pnae), denominação utilizada até os dias de hoje. Em seu início, o Pnae mantinha a oferta quase que total de alimentos industrializados e pouquíssima frequência de alimentos *in natura*. Pequenos agricultores eram preteridos diante de grandes grupos econômicos (Pinho; Martínez, 2017; Arruda; Almeida, 2005).

No contexto dos debates sobre descentralização que ocorreram na elaboração da Constituição Federal de 1988, as políticas públicas do Estado brasileiro passaram a levar em conta as realidades locais. Assim, em 1994, ocorreu a descentralização do Pnae, tendo como objetivo primário a otimização dos recursos, com a responsabilidade da gestão sendo transferida para os municípios e para os estados, mas mantendo a regulamentação federal e o vínculo com o Ministério da Educação (Nero; Garcia; Almassy Junior, 2023).

Dessa forma, historicamente, a alimentação escolar era entendida como meio de alimentar os alunos menos favorecidos economicamente. No entanto, com a reformulação do Pnae a partir da década de 1990, a alimentação escolar passou a ser entendida para além de mera oferta de refeições.

Programa alimentar escolar na atualidade

Após a descentralização, em 1994, o Pnae passou a ser gerenciado pelo Fundo Nacional de Desenvolvimento da Educação (FNDE), autarquia federal vinculada ao Ministério da Educação. Atualmente, é considerado um dos maiores programas de alimentação escolar pública no mundo, sendo o único com atendimento universal, ou seja, com oferta gratuita de refeições a todos os alunos matriculados na educação básica, independentemente de sua classe social.

O Pnae tem por objetivo contribuir para o crescimento e o desenvolvimento biopsicossocial, a aprendizagem, o rendimento escolar e a formação de hábitos alimentares saudáveis dos alunos. O programa se destaca por fazer parte de um rol de relevantes políticas públicas que procuram garantir o direito dos escolares a uma alimentação saudável e adequada. O Pnae foi universalizado para a educação básica, ou seja, abrange da educação infantil ao ensino médio, incluindo educação de jovens e adultos, pela Lei n. 11.947/2009, considerada a "Lei Pnae", importante marco na história da alimentação escolar no Brasil. Em 2009, foi determinado que no mínimo 30% do total de recursos financeiros repassados pelo FNDE deverão ser utilizados na compra de gêneros oriundos da agricultura familiar (Brasil, 2009).

De acordo com a Lei n. 11.947/2009, "A alimentação escolar é direito dos alunos da educação básica pública e dever do Estado e será promovida e incentivada com vistas ao atendimento das diretrizes estabelecidas nesta Lei". As diretrizes contidas na Lei Pnae são:

> I - o emprego da alimentação saudável e adequada, compreendendo o uso de alimentos variados, seguros, que respeitem a cultura, as tradições e os hábitos alimentares saudáveis, contribuindo para o crescimento e o desenvolvimento dos alunos e para a melhoria do rendimento escolar, em conformidade com a sua faixa etária e seu estado de saúde, inclusive dos que necessitam de atenção específica;
>
> II - a inclusão da educação alimentar e nutricional no processo de ensino e aprendizagem, que perpassa pelo currículo escolar, abordando o tema alimentação e nutrição e o desenvolvimento de práticas saudáveis de vida, na perspectiva da segurança alimentar e nutricional;
>
> III - a universalidade do atendimento aos alunos matriculados na rede pública de educação básica;
>
> IV - a participação da comunidade no controle social, no acompanhamento das ações realizadas pelos Estados, pelo Distrito Federal e pelos Municípios para garantir a oferta da alimentação escolar saudável e adequada;
>
> V - o apoio ao desenvolvimento sustentável, com incentivos para a aquisição de gêneros alimentícios diversificados, produzidos em âmbito local e preferencialmente pela agricultura familiar e pelos empreendedores familiares rurais, priorizando as comunidades tradicionais indígenas e de remanescentes de quilombos;
>
> VI - o direito à alimentação escolar, visando garantir segurança alimentar e nutricional dos alunos, com acesso de forma igualitária, respeitando as diferenças biológicas entre idades e condições de saúde dos alunos que necessitem de atenção específica e aqueles que se encontram em vulnerabilidade social (Brasil, 2009).

É perceptível que, com a promulgação da Lei Pnae, a alimentação escolar passou a ser pautada por vários aspectos que vão além da questão alimentar e nutricional, envolvendo a alimentação no processo de ensino e aprendizagem, o controle social e o apoio à sustentabilidade. Além disso, a sua publicação foi um marco para o fortalecimento do Pnae, tendo evidenciado importantes evoluções que tornaram possível o cumprimento mais efetivo das diretrizes da alimentação escolar.

A Lei Pnae orienta que os cardápios da alimentação escolar sejam elaborados por nutricionista responsável técnico, utilizando gêneros alimentícios básicos, ou seja, aqueles indispensáveis à promoção da alimentação saudável. O cardápio deve ainda respeitar as referências nutricionais, os hábitos alimentares, a cultura e a tradição alimentar da localidade (Brasil, 2009).

A transferência dos recursos federais destinados à merenda escolar é realizada pelo FNDE, sendo executada de forma automática, sem necessidade de convênio, ajuste, contrato ou instrumento similar. Esse repasse financeiro é destinado à aquisição exclusiva de gêneros alimentícios. O montante desses recursos é calculado de acordo com o número total de alunos atendidos, levando-se em conta o valor *per capita*, ou seja, o valor por refeição a que cada aluno matriculado tem direito. Atualmente, o FNDE transfere R$ 0,72 para estudantes matriculados na pré-escola (valor atualizado pela Resolução n. 2, de 10 de março de 2023; valor anteriormente repassado: R$ 0,53) (Brasil, 2023).

De acordo com o Portal da Transparência do Governo Federal, no ano de 2023, o FNDE transferiu R$ 5,2 bilhões em recursos para o Pnae, atendendo a mais de 40 milhões de estudantes (Brasil, 2024).

Importante destacar que, além da responsabilidade de transferir os recursos financeiros ao Pnae, cabem ao FNDE a fiscalização e o monitoramento desse repasse. Essa fiscalização é efetivada por meio de prestação de contas a que estão sujeitos os gestores do programa. O gestor responsável poderá responder civil, penal e administrativamente em casos de fraudes comprovadas na execução do Pnae. A fiscalização é realizada por auditorias da gestão e da inspeção da aplicação dos recursos financeiros. Um dos aspectos mais relevantes a serem observados se refere à aplicação dos recursos do Pnae na compra exclusiva de gêneros alimentícios, devendo ser respeitados os seguintes parâmetros:

> [...] no mínimo, 75% devem ser destinados à aquisição de alimentos *in natura* ou minimamente processados; no máximo, 20% podem ser destinados à aquisição de alimentos processados e de

ultraprocessados; no máximo, 5% podem ser destinados à aquisição de ingredientes culinários processados (Brasil, 2020).

Recomenda-se, ainda, a aquisição de, no mínimo, 50% de alimentos *in natura* ou minimamente processados ao ano. É expressamente *proibida* a utilização dos recursos destinados ao Pnae nos seguintes itens:

> [...] refrigerantes e refrescos artificiais, bebidas ou concentrados à base de xarope de guaraná ou groselha, chás prontos para consumo e outras bebidas similares, cereais com aditivo ou adoçados, bala e similares, confeito, bombom, chocolate em barra e granulado, biscoito ou bolacha recheada, bolo com cobertura ou recheio, barra de cereal com aditivo ou adoçadas, gelados comestíveis, gelatina, temperos com glutamato monossódico ou sais sódicos, maionese e alimentos em pó ou para reconstituição (Brasil, 2020).

O apoio ao desenvolvimento sustentável incluído nas diretrizes da alimentação escolar é realizado por meio do incentivo à aquisição de gêneros alimentícios diretamente da agricultura familiar e do empreendedor familiar rural ou de suas organizações, de forma a serem priorizados os assentamentos da reforma agrária, as comunidades tradicionais indígenas e comunidades quilombolas. Dessa forma, do total dos recursos financeiros repassados pelo FNDE ao Pane, 30% deverão ser destinados à compra de gêneros oriundos da agricultura familiar. A observância a esse percentual não é obrigatória e poderá ser dispensada caso haja comprovação da inviabilidade de fornecimento regular e constante dos gêneros alimentícios por parte dos agricultores (Brasil, 2009).

Características nutricionais do cardápio da alimentação escolar

Na busca de melhorias da qualidade nutricional da alimentação escolar, o FNDE lançou em 8 de maio de 2020 a Resolução n. 6, normativo de grande relevância, que levou em conta o novo cenário de saúde alimentar e nutricional com as atualizações das recomendações contidas em publicações como: segunda edição do *Guia alimentar para a população brasileira* (Ministério da Saúde, 2014); *Guia alimentar para crianças brasileiras menores de dois anos de idade* (Ministério da Saúde, 2019); *Plano de ação para prevenção da obesidade em crianças e adolescentes* (Organização Pan-Americana de Saúde, 2014); *Modelo de perfil nutricional* (Organização Pan-Americana de Saúde, 2016) (Brasil, 2020).

Essas publicações foram essenciais para a reunião de informações atualizadas referentes à promoção de saúde contidas na Resolução n. 6. A sua elaboração contou ainda com representantes de diversas entidades, como FNDE, Ministério da Saúde, Conselho Nacional de Segurança Alimentar e Nutricional, Conselho Federal de Nutricionistas e Organização Pan-Americana de Saúde, além do apoio técnico da Agência Nacional de Vigilância Sanitária, do Grupo Gestor do Programa de Aquisição de Alimentos e do Grupo Consultivo do Pnae (*ibid.*).

Como resultado dessa construção coletiva, a Resolução n. 6 apresenta alterações significativas na qualidade nutricional, em especial no aspecto do processamento dos alimentos e seu impacto na saúde. A segunda edição do *Guia alimentar para a população brasileira* categoriza os alimentos em três tipos, de acordo com o seu processamento: (1) alimentos *in natura* ou minimamente processados; (2) alimentos processados; e (3) alimentos ultraprocessados (Brasil, 2014).

Segundo o Guia, alimentos *in natura* "são obtidos diretamente de plantas ou de animais e não sofrem qualquer alteração após deixar a natureza"; exemplos: legumes, verduras, frutas, batata, mandioca e outras raízes e tubérculos *in natura* ou embalados, fracionados, refrigerados ou congelados. Já os alimentos minimamente processados

> [...] correspondem a alimentos *in natura* que foram submetidos a processos de limpeza, remoção de partes não comestíveis ou indesejáveis, fracionamento, moagem, secagem, fermentação, pasteurização, refrigeração, congelamento e processos similares que

> não envolvam agregação de sal, açúcar, óleos, gorduras ou outras substâncias ao alimento original (Brasil, 2014).

São exemplos de alimentos minimamente processados: arroz; milho, feijão, cogumelos frescos ou secos; frutas secas, sucos de frutas e sucos de frutas pasteurizados e sem adição de açúcar ou outras substâncias; castanhas; cravo, canela, especiarias em geral e ervas frescas ou secas; farinhas de mandioca, de milho ou de trigo e macarrão ou massas frescas ou secas; carnes de gado, de porco e de aves e pescados frescos, resfriados ou congelados; leite pasteurizado, ultrapasteurizado ("longa vida") ou em pó, iogurte (sem adição de açúcar); ovos; chá, café e água potável (Brasil, 2014).

De acordo com o *Guia alimentar para a população brasileira*, os alimentos processados são: "fabricados pela indústria com a adição de sal ou açúcar ou outra substância de uso culinário a alimentos *in natura* para torná-los duráveis e mais agradáveis ao paladar" (*ibid.*). Exemplos: vegetais preservados em salmoura, frutas em calda, sardinha/atum enlatados, carne seca/toucinho, queijos, pães feitos com farinha de trigo, levedura, água e sal.

Já os alimentos ultraprocessados são:

> [...] formulações industriais feitas inteiramente ou majoritariamente de substâncias extraídas de alimentos (óleos, gorduras, açúcar, amido, proteínas), derivadas de constituintes de alimentos (gorduras hidrogenadas, amido modificado) ou sintetizadas em laboratório com base em matérias orgânicas como petróleo e carvão (corantes, aromatizantes, realçadores de sabor e vários tipos de aditivos usados para dotar os produtos de propriedades sensoriais atraentes). Técnicas de manufatura incluem extrusão, moldagem e pré-processamento por fritura ou cozimento (*ibid.*).

São exemplos de alimentos ultraprocessados: biscoitos, sorvetes, balas e guloseimas em geral, cereais açucarados, bolos e misturas para bolo, barras de cereal, sopas, macarrão e temperos "instantâneos", molhos, salgadinhos "de pacote", refrescos e refrigerantes, iogurtes e bebidas lácteas adoçados e aromatizados, bebidas energéticas, produtos congelados e prontos para aquecimento, *nuggets*, salsichas e outros embutidos, pães de forma, pães para hambúrguer ou *hot dog*, pães doces e produtos panificados cujos ingredientes incluem substâncias como gordura vegetal hidrogenada, açúcar, amido, soro de leite, emulsificantes e outros aditivos (*ibid.*). Essas categorias de processamento dos alimentos foram utilizadas na Resolução n. 6 como forma de orientar a elaboração dos cardápios da alimentação escolar.

De acordo com o documento em questão, os cardápios servidos nas escolas devem ser elaborados pelo nutricionista responsável técnico e deve ter como base o uso de alimentos *in natura* ou minimamente processados, além do respeito às necessidades nutricionais, aos hábitos e à cultura alimentar da localidade, pautando-se pela sustentabilidade, sazonalidade e diversificação agrícola da região (Brasil, 2020).

Os cardápios devem ser planejados para atender, em média, entre 20% e 70% das necessidades nutricionais de cada aluno, a depender do período (parcial ou integral) e da quantidade de refeições servidas durante a permanência na escola. A Resolução n. 6 destaca a orientação de que sejam oferecidos diferentes alimentos por semana, em especial de alimentos *in natura*, que devem ser distribuídos da seguinte forma:

Tabela 1. Composição do cardápio em unidades escolares que ofertam alimentação escolar

Modalidade de ensino	Frutas *in natura*	Legumes
Parcial	280g* (mínimo 2 dias/semana)	280g* (mínimo 3 dias/semana)
Integral	520g* (mínimo 4 dias/semana)	520g* (mínimo 5 dias/semana)

*quantidade a ser ofertada para cada aluno (*per capita*).

Fonte: Brasil, 2020.

A Resolução n. 6 orienta ainda que sejam ofertados: biscoito, bolacha, pão ou bolo, no máximo, duas vezes por semana (período parcial) e três vezes na semana (período integral); preparações doces, no máximo, uma vez ao mês. A oferta de alimentos contendo gordura trans industrializada é expressamente proibida.

Educação alimentar e nutricional no âmbito do Pnae

Para além de seu histórico como política pública de combate às carências nutricionais, o Pnae se destaca ainda por estar inserido no contexto de ensino-aprendizagem, exercendo assim importante papel na prática pedagógica por meio de ações educativas que culminam na promoção da saúde e da segurança alimentar e nutricional (Libermann; Bertolini, 2015).

A Lei de Diretrizes e Bases da Educação (LDB), em seu artigo 26, inciso nono, destaca a inclusão da educação alimentar e nutricional (EAN) entre os temas transversais do currículo escolar (Brasil, 1996). No âmbito do Pnae, a EAN é entendida como:

> O conjunto de ações formativas, de prática contínua e permanente, transdisciplinar, intersetorial e multiprofissional, que objetiva estimular a adoção voluntária de práticas e escolhas alimentares saudáveis que colaborem para a aprendizagem, o estado de saúde do escolar e a qualidade de vida do indivíduo (Brasil, 2020).

Dentro do escopo da transversalidade curricular e da transdisciplinaridade, as ações de EAN podem empregar diferentes saberes e assuntos relacionados à alimentação, para que o tema da nutrição seja conteúdo de aprendizado específico, assim como meio para aprendizagem de diferentes temas. Dessa forma, as ações de EAN utilizam o alimento e o próprio momento da refeição no ambiente escolar como ferramenta pedagógica.

De acordo com o *Marco de referência de educação alimentar e nutricional para as políticas públicas* (Brasil, 2012), as estratégias de EAN são entendidas como as ações educativas que perpassam pelo currículo escolar debatendo o tema da alimentação e da nutrição no processo de ensino e aprendizagem, na concepção de práticas alimentares seguras e saudáveis. A escola é um ambiente privilegiado para o desenvolvimento de hábitos alimentares saudáveis. Por ser uma política de educação, o Pnae se constitui como importante ferramenta pedagógica que possibilita a integração do tema da alimentação a outras ações desenvolvidas na escola (*ibid.*).

As ações de EAN devem ser pautadas nos seguintes princípios: (1) sustentabilidade social, ambiental e econômica; (2) abordagem do sistema alimentar na sua integralidade; (3) valorização da cultura alimentar local e respeito à diversidade de opiniões e perspectivas, considerando a legitimidade dos saberes de diferentes naturezas; (4) a comida e o alimento como referências, valorização da culinária como prática emancipatória; (5) a promoção do autocuidado e da autonomia; (6) a educação como processo permanente e gerador de autonomia e participação ativa e informada dos sujeitos; (7) a diversidade dos cenários; (8) a intersetorialidade; (9) o planejamento, a avaliação e o monitoramento das ações (*ibid.*).

No ambiente escolar, a criança está sujeita a influências em suas escolhas alimentares, já que passa a se relacionar com outros indivíduos e se depara com novos hábitos sociais. Por ter essa função tão relevante para o desenvolvimento infantil, a escola desempenha papel fundamental na formação das crianças e na ampliação de conhecimentos e práticas promotoras de hábitos alimentares saudáveis para os escolares, as famílias e a comunidade. Dessa forma, as ações de EAN são estratégias relevantes para a promoção de estilos de vida saudáveis, sendo assim ferramenta eficaz na produção de conhecimentos sobre alimentação, mudanças de atitude e comportamentos relacionados aos hábitos alimentares e de saúde (Esperança; Galisa, 2017).

De acordo com a Nota Técnica n. 2810740/2022 (Brasil, 2022), as atividades de EAN supõem o uso da pedagogia dialógica, conforme proposto por Paulo Freire (Bezerra, 2018). A articulação de saberes é de fundamental importância para que as ações sejam executadas de forma satisfatória. Recomendam-se a exploração e a adoção de metodologias participativas, problematizadoras, lúdicas e colaborativas, reforçando a reflexão, o diálogo e a integração entre os participantes (Brasil, 2012).

São considerados atores sociais do Pnae que poderão criar/compartilhar saberes nas ações de EAN: nutricionistas, diretores/coordenadores pedagógicos, professores, merendeiras/cozinheiras, agricultores familiares, família/responsáveis pelos alunos. Aos professores, sugere-se incluir temáticas de alimentação e nutrição em seu planejamento pedagógico em articulação com o currículo escolar, em consonância com a Lei n. 13.666/2018 (Brasil, 2018), que determina a inclusão da EAN como tema transversal no currículo escolar. Recomenda-se como referencial teórico para essas atividades a segunda edição do *Guia alimentar para a população brasileira* (Brasil, 2014) e o *Marco de referência para EAN nas políticas públicas* (Brasil, 2012).

O ambiente do refeitório pode e deve ser utilizado como promotor de práticas alimentares saudáveis. Para além dos aspectos nutricionais e do incentivo ao consumo de alimentos saudáveis e variados, o momento da refeição é um valioso recurso com o qual podem contar os educadores no processo de educação alimentar. Em consonância com as práticas sociais de EAN que contribuem para a conquista da autonomia, a prática de incentivar que a própria criança escolha os alimentos que deseja consumir pode proporcionar a oportunidade de se tornar mais ativa no momento da refeição.

Aliadas a esse incentivo, atividades pedagógicas que estimulem o conhecimento dos alimentos, abrangendo cores, texturas e sabores variados, assim como noções básicas de adequação nutricional, têm o potencial de estimular a adoção de práticas alimentares saudáveis por parte dos alunos.

Considerações finais

Com extenso e rico histórico, o programa de alimentação escolar no Brasil atravessou diversos períodos, tendo suas fundamentações influenciadas por cada momento histórico pelo qual passou nosso país. Resultado de lutas incessantes pelo direito à alimentação adequada e pelo combate à fome, tendo em seu maior expoente Josué de Castro, o Pnae faz parte do rol de políticas públicas que promovem muito mais do que a garantia de refeições adequadas nutricionalmente e com segurança alimentar. Promove dignidade humana a milhares de crianças, adolescentes e adultos que diariamente fazem uso de seu direito inalienável à alimentação. Hoje, o programa conta com atualizações imprescindíveis e urgentes, com destaque para a importância da EAN, em especial para as crianças pequenas, detentoras das maiores singularidades entre os escolares. Eis o grande desafio das ações de EAN e do próprio Pnae em seu compromisso com as crianças: fazer florir nesse terreno tão fértil de oportunidades.

Referências

ARRUDA, E. E.; ALMEIDA, C. M. A mercantilização do Programa Nacional de Merenda Escolar. *InterMeio*: Revista do Programa de Pós-Graduação em Educação, UFMS, Mato Grosso do Sul, v. 11, n. 22, p. 88-110, 2005.

BEZERRA, J. A. B. *Educação alimentar e nutricional*: articulação de saberes. Fortaleza: UFC, 2018.

BRASIL. Presidência da República. Casa Civil. Subchefia para Assuntos Jurídicos. *Lei n. 9.394, de 20 de dezembro de 1996*. Estabelece as diretrizes e bases da educação nacional (LDB). Brasília: Presidência da República, 1996.

BRASIL. Ministério da Educação. Fundo Nacional de Desenvolvimento da Educação. *Lei n. 11.947, de 16 de junho de 2009*. Dispõe sobre o atendimento da alimentação escolar e do Programa Dinheiro Direto na Escola aos alunos da educação básica. Brasília: Ministério da Educação, 2009.

BRASIL. Ministério do Desenvolvimento Social e Combate à Fome. Secretaria Nacional de Segurança Alimentar e Nutricional. *Marco de referência de educação alimentar e nutricional para as políticas públicas*. Brasília: Ministério do Desenvolvimento Social e Combate à Fome, 2012.

BRASIL. Ministério da Saúde. Secretaria de Atenção à Saúde. Departamento de Atenção Básica. *Guia alimentar para a população brasileira*. 2. ed. Brasília: Ministério da Saúde, 2014.

BRASIL. Presidência da República. Casa Civil. Subchefia para Assuntos Jurídicos. *Lei n. 13.666, de 16 de maio de 2018*. Altera a Lei n. 9.394, de 20 de dezembro de 1996 (Lei de Diretrizes e Bases da Educação Nacional), para incluir o tema transversal da educação alimentar e nutricional no currículo escolar. Brasília: Presidência da República, 2018.

BRASIL. Ministério da Educação. Fundo Nacional de Desenvolvimento da Educação. *Resolução n. 6, de 8 de maio de 2020*. Dispõe sobre o atendimento escolar aos alunos da educação básica no âmbito do Programa Nacional de Alimentação Escolar – Pnae. Brasília: Ministério da Educação, 2020.

BRASIL. Ministério da Educação. Fundo Nacional de Desenvolvimento da Educação. Nota Técnica n. 2810740/2022/Cosan/CGpae/Dirae. *Educação alimentar e nutricional no Pnae*: atores sociais e possibilidades de atuação. Brasília: Ministério da Educação, 2022.

BRASIL. Ministério da Educação. Fundo Nacional de Desenvolvimento da Educação. *Resolução n. 2, de 10 de março de 2023*. Altera a Resolução CD/FNDE n. 6, de 8 de março de 2020, que dispõe sobre o atendimento da alimentação escolar aos alunos da educação básica no âmbito do Programa Nacional de Alimentação Escolar. Brasília: Ministério da Educação, 2023.

BRASIL. Presidência da República. Controladoria-Gera da União. *Portal da Transparência*. Detalhamento de recursos transferidos. Disponível em: https://portaldatransparencia.gov.br/despesas/lista-consultas. Acesso em: 19 maio 2024.

ESPERANÇA, L. M. B.; GALISA, M. S. Programa de educação alimentar e nutricional: diagnóstico, objetivos, conteúdo e avaliação. *In*: GALISA, M. S. *et al*. *Educação Alimentar e nutricional*: da teoria à prática. São Paulo: Roca, 2017.

LIBERMANN, A. P.; BERTOLINI, G. R. F. Tendências de pesquisa em políticas públicas: uma avaliação do Programa Nacional de Alimentação Escolar – Pnae. *Ciência e Saúde Coletiva*, v. 20, n. 11, 2015. Disponível em: http://cienciaesaudecoletiva.com.br/artigos/tendencias-de-pesquisa-em-politicas-publicas-uma-avaliacao-do-programa-nacional-de-alimentacao-escolar-pnae/15203?id=15203. Acesso em: 30 abr. 2024.

NERO, D. S. M.; GARCIA, R. P. M.; ALMASSY JUNIOR, A. A. O Programa Nacional de Alimentação Escolar (Pnae) a partir da sua gestão de descentralização.

Ensaio: Avaliação e Políticas Públicas em Educação, v. 31, n. 118, jan./mar. 2023. Disponível em: https://www.scielo.br/j/ensaio/a/pfb3x4Dy3kCzLYHHFYCCB9d/. Acesso em: 23 abr. 2024.

PEIXINHO, A. M. L. *Um resgate histórico do Programa Nacional de Alimentação Escolar – Pnae*. 2011. 135 p. Dissertação (Mestrado Profissional em Ensino em Ciências da Saúde) – Universidade Federal de São Paulo, São Paulo, 2011.

PINHO, F. N. L. G.; MARTÍNEZ, S. A. A trajetória sócio-histórica da merenda escolar no Brasil. *In*: FARIAS, F. R.; PINHO, L. G. (org.). *Educação memória história*. Rio de Janeiro: Mauad X, 2017.

6
AUTISMO E EDUCAÇÃO INFANTIL: UM RELATO DE EXPERIÊNCIA SOBRE A INCLUSÃO DE CRIANÇAS COM SELETIVIDADE ALIMENTAR

Amanda Dourado Souza Akahosi Fernandes
Thamy Eduarda Ricci

Apresentação

O autismo tem sido tema presente e de destaque na atualidade em diferentes campos e perspectivas de atuação. Diante do aumento da prevalência e expansão de diagnósticos, os debates sobre esse fenômeno e suas possíveis implicações permeiam não só o cenário da saúde, como o da educação, alvo de controvérsias, dissensos e tentativas de controle e domínio. Assim, é fundamental compreender como esse tema se faz presente nas instituições de ensino, quais são os desafios e possibilidades existentes, tendo em vista a garantia de direitos às crianças e aos adolescentes.

O presente relato objetiva compartilhar nossa prática de terapeutas ocupacionais de crianças autistas, com base nas ações desenvolvidas em um projeto de extensão universitária em unidades de educação infantil (creches) onde as experiências de alimentação têm ganhado centralidade. Ressalta-se que o projeto tem nos convocado a refletir e analisar os atravessamentos desse fenômeno em diferentes contextos e a mercadorização do diagnóstico, implicando, por exemplo, no enrijecimento das instituições de ensino diante de diferenças, modos de ser, viver e estar no mundo.

O autismo e sua incidência nas unidades de educação infantil

Caracterizado pelo *Manual diagnóstico e estatístico de transtornos mentais* (DSM-V) e pela Classificação Internacional de Doenças (CID-11) como Transtorno do Espectro Autista (TEA) (APA, 2013; WHO, 2022), o autismo tem sido reeditado desde sua descoberta na década de 1940 por Leo Kanner, perpassando por diferentes formas de classificação e concepção, que incidem na busca etiológica, na proposição de melhores práticas de cuidado e intervenções, assim como nas políticas públicas voltadas a esse segmento.

Em sua quinta edição, o DSM renomeou o autismo infantil com base na ideia de espectro, inserindo-o entre os transtornos do neurodesenvolvimento. Com isso, passou a ser caracterizado por déficits na comunicação social, pela presença de padrões repetitivos e restritos de comportamento. Ainda nesse manual, é possível encontrar os especificadores que classificam o autismo em três níveis de suporte, baseados na necessidade de auxílio que cada pessoa apresenta. O primeiro nível é o de pouco ou nenhum suporte, o segundo nível corresponde a um suporte mediano e o terceiro diz respeito à necessidade de um auxílio maior nas atividades do cotidiano (APA, 2013).

Entre os padrões repetitivos e restritos relacionados ao autismo, está o comportamento alimentar, principalmente o que tem sido denominado seletividade alimentar (*ibid.*). Essa é uma junção de alguns comportamentos alimentares, tais como: recusa e/ou dificuldade no consumo de novos alimentos e ingestão reduzida de variedades alimentícias (Rocha *et al.*, 2019).

É importante salientar que a seletividade alimentar não é exclusiva do autismo, mas uma condição comumente relacionada às infâncias. Estima-se que a seletividade alimentar atinja, em variados níveis de dificuldade, de 8% a 50% das crianças, independentemente de idade, gênero, etnia e classe socioeconômica. A incidência varia de 25% a 35% em crianças com desenvolvimento típico e 33% naquelas com desenvolvimento considerado atípico, entre elas crianças autistas (Pereira; Ferreira; Figueiredo, 2022).

A seletividade alimentar em crianças autistas pode estar relacionada aos aspectos motores, como a dificuldade de ajuste e controle postural, da coordenação motora fina, da coordenação visomotora (olho-mão) e, também, a alterações no processamento sensorial, que provocam modificações nas respostas adaptativas da criança diante de variados estímulos (internos e externos) (Rocha *et al.*, 2019; Oliveira; Souza, 2022).

Observamos que, sob a rubrica do autismo, encontra-se uma variedade de questões emocionais e comportamentais que foram substituídas pelo que se tem denominado de espectro. Ainda que, no cenário atual, ser autista seja menos estigmatizante, garantindo mais direitos e acesso a serviços do que, por exemplo, outras condições como a deficiência intelectual (Grinker, 2010; Aflalo, 2014; Broderick, 2022), o autismo assume no imaginário social e cultural um lugar de risco, perigo constante, ameaça a ser combatida, prevenida, detectada e erradicada, tornando-se, portanto, um grande problema de saúde pública (Latif, 2016; Machado, 2022).

Em 2023, o Centro de Controle e Prevenção de Doenças dos Estados Unidos[1] (CDC, 2023) estimou que uma em cada 36 crianças seja autista. Essa prevalência tem aumentado consideravelmente ao longo das últimas décadas, de forma que, em 2004, ela era de uma em cada 125 crianças. Com relação à prevalência do autismo nas instituições de ensino, Broderick (2022) aponta que, entre os anos de 2000-2001 e 2010-2011, a entrada de crianças autistas no sistema escolar americano aumentou 331%. Já no Brasil, segundo o Censo Escolar da Educação Básica (Inep, 2023), entre 2022 e 2023, o número de crianças e adolescentes autistas matriculados em salas de aula comuns aumentou 50%. Além disso, em 2017, havia um total de 102.031 alunos autistas matriculados e, em 2023, esse número subiu para 636.202.

Grinker (2010) discute que possivelmente a prevalência do autismo não tenha aumentado. A forma como o definimos e contamos os casos é que tem sido diferente, ou seja, o que hoje alguns autores têm nomeado como *epidemia* está implicado diretamente na mudança cultural a respeito dessa condição específica. Além disso, outros autores atrelam esse aumento à indústria e mercadorização do autismo, uma vez que interessa ao mercado a produção de cada vez mais diagnósticos para extração de lucro (Aflalo, 2014; Broderick, 2022).

Compreende-se que epidemias diagnósticas revelam como a infância é idealizada, sendo prova de novas marcas que se inscrevem nas crianças (Machado, 2022). Desse modo, de uma perspectiva desenvolvimentista, impera a ideia de que crianças são seres incompletos, o que as coloca à mercê de práticas sociais e educacionais que visam à normatização do corpo e dos comportamentos, aliadas à ideia de produtividade imposta pelo neoliberalismo (Fernandes *et al.*, 2024).

Considerando os rumos e a proporção que o fenômeno do autismo tem alcançado, vê-se certa *adesividade* do adjetivo autista ao sujeito criança, ou seja, há uma espécie de amálgama entre a criança e o autismo,

1. Ainda que tenham sido incluídas perguntas relacionadas ao autismo no Censo Demográfico Brasileiro de 2022, até o momento em que este texto foi escrito, os dados não haviam sido divulgados.

o que resulta em uma percepção de que a criança é mais autista do que criança, uma vez que o autismo como entidade independente se acopla à criança (Machado, 2022). Assim, temos escutado diariamente, em diferentes contextos, tais como instituições de ensino, falas como "tenho três autistinhas nessa turma", "ele morde as crianças porque é autista", "autista é assim... não come direito".

Conforme apresentado, evidencia-se que, cada vez mais, há crianças autistas nas instituições de ensino; porém, a entrada e a matrícula, por si só, não têm garantido que seus direitos sejam efetivados. A título de exemplo, pesquisas apontam para os inúmeros desafios que permeiam a inclusão dessas crianças nas escolas regulares: a falta de formação e capacitação profissional, a dificuldade na permanência, as situações de *bullying*, a adaptação de material, a falta de equipe de apoio, entre outros (Marques; Santos, 2023; Pinto *et al.*, 2023; Weizenmann; Pezzi; Zanon, 2020).

Na prática clínica e nas ações extensionistas desenvolvidas com as famílias no território, essa realidade não é diferente, e uma das principais queixas e dificuldades relativas ao autismo se refere à questão da seletividade alimentar. Tem sido frequente o relato de pais que deixaram de levar seus filhos às unidades de educação infantil, pois são crianças que se recusam a se alimentar nesse contexto. Por seu lado, essas unidades se recusam a fazer adaptações na alimentação diante de burocracias institucionais, o que tem impedido não só a permanência das crianças mas também o acesso a direitos básicos como alimentação e educação. Porém, a literatura ainda é incipiente quando se trata especificamente da seletividade alimentar no contexto escolar (Bottan *et al.*, 2020).

Nessa direção, diante do cenário apresentado e da incidência de crianças autistas com seletividade alimentar nas instituições de ensino, nosso intuito é problematizar neste capítulo como essa condição tem limitado a vida e o cotidiano das crianças, resultando na não garantia de seus direitos; ou seja, não temos como objetivo abordar essa temática com base em uma questão nosológica, comportamental, orgânica e/ou sensorial. Esperamos que a discussão caminhe no sentido de levantar reflexões e proposições para além de um problema individual que precisa ser tratado ou normatizado, contemplando uma demanda coletiva, contextual e que convoca diferentes setores e instâncias a agir e se corresponsabilizar.

Um recorte da experiência do projeto de extensão: A seletividade alimentar em pauta nas unidades de educação infantil

O projeto "A promoção à saúde mental de crianças em uma unidade de educação infantil: Uma estratégia de cuidado em rede intersetorial" teve início em 2016, diante das constantes demandas de creches e equipes escolares por apoio da universidade para lidar com questões cotidianas relativas às crianças recém-diagnosticadas como autistas. Observa-se que a universidade é uma instituição de ensino superior federal, localizada em um município de médio porte do estado de São Paulo. Quanto ao projeto, este é desenvolvido pelas autoras e por alunos de graduação e pós-graduação em terapia ocupacional da referida universidade.

Inicialmente, as ações desenvolvidas eram pontuais e aconteciam conforme a demanda chegava. Estas eram majoritariamente busca por palestras e formação de professores e agentes educacionais.[2] Com a demanda crescente, juntamente com a expansão do diagnóstico do autismo, propusemos uma reorganização dessas atividades, a fim de que pudesse se caracterizar como uma atividade extensionista regular.

Assim, desde 2016, anualmente, o projeto é ofertado, e diferentes ações são desenvolvidas nas unidades de educação infantil. Entre elas, permanece a demanda por formação e capacitação da equipe escolar sobre

---

2. O agente educacional no município onde o projeto é desenvolvido é caracterizado como um profissional de apoio presente nas instituições de ensino municipal público, que desempenha funções de suporte e acompanhamento a estudantes, professores e demais membros da comunidade escolar. Para essa categoria profissional, não é exigida nenhuma formação de nível superior, apenas ensino médio.

temáticas específicas, mas a maioria se refere a estratégias colaborativas permanentes, relacionadas à promoção da saúde e da saúde mental.

A título de exemplo, as situações que fazem a equipe escolar nos procurar são das mais simples até as mais complexas, envolvendo ajustes pontuais, orientações e grandes articulações e encaminhamentos. De qualquer forma, essas situações estão presentes desde o início das aulas, diante da inserção da criança em um novo contexto, e envolvem adaptações e ajustes na rotina e dinâmica escolar, orientação aos familiares, manejo e condução de situações desafiadoras para as equipes. Nesse sentido, há rodas de conversa entre os profissionais das unidades, os familiares e a equipe do projeto de extensão, discussão e apoio às situações específicas, articulação da rede intersetorial, entre outras práticas.

As atividades ocorrem semanalmente, baseadas no planejamento da equipe do projeto com as unidades de educação infantil. Há momentos em que permanecemos meses em trabalho em uma única unidade; em outros, há a possibilidade de maior rotatividade entre elas, o que varia conforme a situação, a demanda e o planejamento proposto.

Entretanto, nos últimos dois anos, temos acompanhado um aumento das demandas específicas, relativas ao comportamento alimentar-seletividade alimentar. Essas demandas variam e vão desde recusa a comer qualquer tipo de alimento até a recusa a beber água. Há situações de crianças que apresentam restrições/interesses e consomem somente um grupo de alimento, e isso pode envolver variáveis referentes a cores, texturas, formatos e sabores dos alimentos; outras apresentam rigidez e adotam padrões em suas rotinas, por exemplo, só comem com determinado talher, copo, em um local da mesa, no mesmo prato. Todas essas variáveis e possibilidades, primeiramente, tornam difícil reconhecer e identificar quando há seletividade alimentar e, posteriormente, propor ações, adaptações e encaminhamentos que permitam à criança estar com qualidade na instituição.

Posto isso, apresentaremos a seguir, para fins de exemplificação, duas situações vivenciadas que envolvem aspectos recorrentes nas ações do projeto de extensão e que têm inviabilizado a participação e permanência das crianças nas unidades de educação infantil. Ressaltamos que esses aspectos não serão analisados de uma perspectiva individual, tendo em vista a categoria diagnóstica do autismo, mas, sim, considerando fatores culturais e sociais que enrijecem a forma como as instituições de ensino têm se constituído, tornando-se espaços pouco promotores de saúde e saúde mental, pertencimento e direitos. Qual seria, portanto, o compromisso da escola?

Situação 1

Criança de 3 anos e 6 meses, pela primeira vez frequentando uma unidade de educação infantil, em acompanhamento há um ano por equipe multidisciplinar. Recém-diagnosticada como autista, nível de suporte dois. Segundo a unidade, e em conversa com a família, a criança não se comunica com palavras, pouco interage ou realiza alguma troca com crianças e adultos e apresenta importante seletividade alimentar. Nesse sentido, em sua casa, ingere poucos tipos de alimento, tais como bolacha (somente de uma marca), alimentos secos e fritos, sucos variados, chá, não toma água. Sempre utiliza o mesmo prato e o mesmo copo, recusando-se quando há outros modelos. Diante do retorno da mãe ao trabalho, a criança entrou na creche, ainda que a família tenha relatado que sempre teve receio de inseri-la, pelo fato de não se comunicar oralmente. Segundo o relato familiar, desde a entrada da criança na creche, ao retornar para casa ao final da tarde (período integral), a criança apresentava muita sede e fome. Quando a mãe perguntou para a escola como estava esse aspecto, a escola disse que a criança não estava querendo comer no local e que não a via beber água, às vezes, aceitava o suco servido no almoço. A mãe relatou a seletividade alimentar da criança (ainda que não com esses termos) e informou que ela não consumia água se não fosse saborizada, por isso, costumava ingerir sucos e chás. A mãe, então, disse que poderia enviar o chá na garrafa que a criança estava acostumada a usar, assim como os lanches que ela comia no dia a dia, para não ficar o período todo sem se alimentar. A escola desde o início se recusou, dizendo que há regras institucionais e acompanhamento com nutricionistas, não autorizando a entrada de outros alimentos. Nas reuniões realizadas conjuntamente (equipe do projeto, creche e família), foram apresentadas sugestões e alternativas, tais como colocar o chá no copo que a escola oferece e que a criança já aceitara para tomar suco em outros momentos, deixar a mãe levar o lanche da criança, para que ela pudesse ir para o recreio alguns minutos antes, a fim de que as outras crianças não percebessem a diferença (essa era uma das justificativas da escola para não permitir alimentos diferentes), informar a secretaria de educação sobre essa necessidade e especificidade da criança, entre outras sugestões. O resultado do processo de conversa e negociação foi a recusa da escola a todas as possibilidades apresentadas. A gestão escolar disse que só poderia autorizar algum desses aspectos mediante atestado e laudo médico específico sobre a alimentação, com as devidas justificativas para as adaptações. A equipe do projeto informou que a rede de saúde pública do município é frágil, que há longas filas de espera para as consultas com médicos especialistas, que dificilmente algum pediatra assumiria isso, tornando a solicitação inviável. Além disso, foi sugerido à unidade que a equipe multiprofissional que atende a criança pudesse fazer um relatório sobre a situação, o que também foi pouco acolhido. Todo esse processo e a negação de direitos gerou uma importante infecção urinária, o afastamento da criança até sua recuperação e o pedido para que a mãe a buscasse mais cedo (interferindo no seu trabalho) até que fosse possível obter o atestado e o laudo médico. Orientamos a família a acionar o conselho tutelar.

Situação 2

Criança de 4 anos, em acompanhamento médico, sem acesso a outros serviços e estratégias de cuidado, com diagnóstico desde os 2 anos, autista nível de suporte três. A mãe relata que, desde o diagnóstico, tenta inserir a criança na creche, porém nunca foi possível, pois as unidades de educação infantil relatam que não apresentam condições e equipe para permanência da criança na instituição, já que ela é agressiva e não fica na sala de aula. Após dois anos aguardando a escola estar *apta*, um agente educacional de apoio foi direcionado a essa criança, via medida judicial, mobilizada pela família na defensoria pública. Já na primeira semana de aula, os problemas se evidenciaram. Ela se recusava a estar no refeitório junto com as outras crianças. Quando a levavam e tentavam sentá-la à mesa, ela se lesionava, principalmente na cabeça, e chorava insistentemente. Além disso, nos dias em que estava mais calma, ainda que ficasse sentada à mesa, empurrava o prato com o alimento, permanecendo todo o período sem comer. A mãe relata que, em casa, a criança apresenta uma série de rituais, tais como comer somente em um canto da mesa, na mesma cadeira e que, para ingerir qualquer alimento, precisa-se acrescentar farinha, pois a criança tem ânsia de vômito com texturas líquidas e pastosas, como de feijão, sopa e purê de batata. A mãe relata que, se houver farinha, a criança come bem qualquer alimento que lhe ofereçam e de forma independente. Sobre o ambiente, a mãe informou que a criança apresenta incômodos com sons e ambientes tumultuados. Diante disso, consideramos que pudesse estar desconfortável no refeitório, já que se trata de uma unidade grande, onde muitas crianças saem de suas salas ao mesmo tempo. Assim, agendamos uma reunião com a equipe escolar e a família, visando pensar em alternativas, tais como autorizar a inclusão da farinha nas refeições, antecipar ou adiar o horário da turma (com nove alunos) ir ao refeitório, usar abafador de ruídos. Assim, a criança poderia se sentir mais confortável, sentar com os colegas e se alimentar. Novamente, tal como na situação 1, nada foi prontamente autorizado. Houve, até mesmo, a culpabilização da família pelos comportamentos apresentados pela criança, referidos como birra, frescura, agressividade. Responsabilizam também a mãe ao dizer: "Ele é uma criança pequena, já pensou se a escola fornece farinha e ela engasga e morre? Você vai fazer uma carta autorizando isso? Porque, se acontecer qualquer coisa, a responsabilidade não é nossa, é sua". Como encaminhamento, a mãe teve de acionar novamente a defensoria pública.

Aponta-se que ambas as situações envolveram inúmeras tentativas de diálogo, formação e instrumentalização das equipes escolares sobre essas demandas e o acionamento da rede. Porém, muitas vezes, é bastante frustrante e desgastante para a família, de forma que não resta alternativa a não ser recorrer a instâncias que visam à proteção e à garantia de direitos das crianças.

As duas situações evidenciam uma série de barreiras de acesso para a inclusão, a permanência e a participação no contexto escolar. O autismo é reconhecido no país como um tipo de deficiência desde 2012 (Brasil, 2012), e o acesso e a permanência em instituições de ensino é um direito que deveria ser garantido. A Lei Brasileira de Inclusão (LBI), de 2015, afirma ainda, no artigo 27, que a educação é um direito das pessoas com deficiência e que lhes é garantido um sistema educacional inclusivo em todos os níveis, a fim de que essas pessoas alcancem o máximo desenvolvimento possível de todas as suas habilidades (Brasil, 2015). Ainda de acordo com a LBI, a acessibilidade não diz respeito apenas às edificações das instituições de ensino, mas também aos ambientes e às atividades que acontecem dentro desses locais, em todas as modalidades, etapas e níveis de ensino (Brasil, 2015).

Entretanto, podemos notar, observando as situações apresentadas, que ambos os espaços escolares vão na contramão das políticas públicas, negando direitos básicos a essas crianças. A literatura expõe diversas barreiras que podem ser obstáculos para a inclusão e permanência de crianças autistas na escola, tais como falta de preparo da equipe escolar, principalmente no que se refere aos comportamentos de auto e heteroagressão (Kubaski, 2014; Schmidt *et al.*, 2016), presença de cuidadores irregulares ou ausência deles quando são necessários (Marques; Santos, 2023) e pouco conhecimento ou falta de conhecimento sobre o autismo para além dos critérios descritos nos manuais diagnósticos, cujas características são percebidas principalmente nos déficits de comunicação (verbal ou não verbal) e no engajamento no brincar (Kubaski, 2014; Oliveira, 2015; Schmidt *et al.*, 2016).

No estudo de Schmidt *et al.* (2016) acerca do relato dos professores sobre a caracterização de alunos autistas no que tange à comunicação social e ao comportamento, os professores descrevem as crianças, ainda que de forma inconsciente, como inacessíveis às intervenções externas. Nesse sentido, Oliveira (2015) aponta que a dificuldade no manejo com crianças autistas no contexto escolar faz com que essa condição diagnóstica, por si só, seja vista como um aspecto que dificulta a inclusão.

Somada a esses fatores, nas situações apresentadas, observa-se uma tentativa de padronização e normatização da forma de ser das crianças autistas, já que a equipe pouco reconhece, aceita as diferenças existentes e tem disponibilidade para adaptações visando à inclusão da criança. Nesse sentido, parece que sempre o caminho mais *fácil* são os ajustes e a normalização do sujeito para que seja possível se adaptar ao meio, e não o contrário.

Chama nossa atenção a necessidade de um documento assinado por um profissional médico que ateste e justifique a seletividade alimentar, para que seja possível flexibilizar algumas normas institucionais. Além de a unidade de educação infantil reconhecer apenas o saber médico, a exigência desconsidera que esse direito (alimentação) já está garantido pela Constituição Federal de 1988 e pelo Estatuto da Criança e do Adolescente. Orrú (2016) destaca o fato de como um laudo médico, fundamentado em critérios diagnósticos do DSM, adentra o espaço escolar e legitima a necessidade de criação, adequação e implementação de práticas, anulando totalmente a autonomia das instituições de ensino.

Assim, com base nas situações narradas, percebemos o quanto ainda é preciso avançar nesse debate. Não obstante o entendimento do peso da confiabilidade e legitimidade do laudo de um profissional médico, é importante ressaltar que, para além da questão diagnóstica (de uma perspectiva puramente biomédica), devem-se considerar as subjetividades dos sujeitos, suas necessidades particulares, de forma contextualizada

(Orrú, 2016); ou seja, só o laudo, o autismo e as dificuldades apresentadas advindas dessa condição dizem pouco sobre o sujeito e não bastam para incluir e garantir direitos.

É preciso ampliar essa discussão para um debate menos biomédico e capacitista. Dialogando com o modelo social da deficiência, que surgiu nos movimentos de direitos civis e na luta por igualdade de pessoas com deficiência, o autismo aqui em debate é compreendido como uma construção social, de forma que as barreiras físicas, sociais, econômicas e culturais são os principais fatores que causam a opressão e a exclusão das pessoas com deficiência, não suas condições médicas ou físicas (Shakespeare; Watson, 2001), tal como buscamos evidenciar com o relato.

Outro ponto exposto em ambos os casos é novamente a responsabilização e/ou culpabilização familiar, agora pela seletividade alimentar das crianças e pelos comportamentos difíceis, ainda que elas se coloquem à disposição a todo o momento. Trata-se de um processo similar vivenciado pelas famílias, tal como ocorreu na época da descoberta do autismo e dos possíveis fatores psicodinâmicos associados a sua causa, no início da década de 1940 – mãe geladeira –, que trouxe inúmeras implicações na vida desses sujeitos (Donvan; Zucker, 2017).

Agora sob outra demanda, novamente nos deparamos com um cenário em que os únicos responsáveis pelos *problemas* apresentados pelas crianças e possíveis encaminhamentos são as famílias. Assim, outro contexto, tal como a escola, sai de cena e deixa de ter qualquer implicação ou corresponsabilidade em situações como essas. A partir do momento em que há um diagnóstico e dificuldades atreladas unicamente a ele, expropriam-se as instituições de ensino de suas responsabilidades (Orrú, 2016).

Se, no contexto atual, de expansão dos diagnósticos de autismo, de negação de direitos, as instituições de ensino não refletirem sobre seu papel e sua função social (Orrú, 2016), práticas excludentes resistirão e persistirão, fortalecendo as concepções reducionistas e capacitistas que têm incidido sobre as crianças, principalmente aquelas que carregam em seus corpos a *adesivagem* autista.

Conclusão

Os relatos de experiência apresentados evidenciam que, apesar dos avanços e debates recentes em torno da inclusão de crianças com deficiência, ainda há muito a fazer. A expansão dos diagnósticos de autismo, a visibilidade que este tem ganhado atualmente, seja nas mídias, seja nas políticas públicas, seja em qualquer outro cenário, não tem garantido a qualificação das ações dirigidas a esse público, e, no contexto das instituições de ensino, isso não é diferente.

A cada ano, o número de crianças autistas matriculadas nas instituições de ensino aumenta e nos convoca a repensar nossas práticas, a fim de que sejam mais sensíveis às necessidades dessa população, inclusivas e que garantam de fato que seus direitos sejam efetivados.

Esperamos que as experiências aqui apresentadas possam, ao menos, tocar, mobilizar e/ou corresponsabilizar cada vez mais os diferentes atores envolvidos em práticas com essa população sobre os desafios cotidianos que as crianças autistas e suas famílias vivenciam, para que possamos ser agentes transformadores dessa realidade.

Referências

AFLALO, A. *Autismo*: novos espectros, novos mercados. Petrópolis: KBR, 2014.

APA – AMERICAN PSYCHIATRY ASSOCIATION. *Diagnostic and statistical manual of mental disorders* – DSM-5. 5. ed. Washington: American Psychiatric Association, 2013.

BOTTAN, G. P. *et al*. Analisar a alimentação de autistas por meio de revisão de literatura. *Brazilian Journal of Development*, v. 6, n. 12, p. 100448-100470, 2020.

BRASIL. Presidência da República. Casa Civil. *Lei n. 12.764, de 27 de dezembro de 2012*. Brasília: Presidência da República, 2012. Disponível em: http://www.planalto.gov.br/ccivil_03/_ato2011-2014/2012/lei/l12764.htm. Acesso em: 1 mar. 2025.

BRASIL. Presidência da República. *Lei n. 13.146, de 6 de julho de 2015*. Brasília: Presidência da República, 2015. Disponível em: https://www.planalto.gov.br/ccivil_03/_ato2015-2018/2015/lei/l13146.htm. Acesso em: 1 mar. 2015.

BRODERICK, A. *The autism industrial complex*: how branding, marketing, and capital investment turned autism into big business. Gorham: Myers Education, 2022.

CDC – CENTERS FOR DISEASE CONTROL AND PREVENTION. *Data and Statistics on Autism Spectrum Disorder*. Disponível em: https://www.cdc.gov/autism/data-research/?CDC_AAref_Val=https://www.cdc.gov/ncbddd/autism/data.html. Acesso em: 20 jun. 2023.

DONVAN, J.; ZUCKER, C. *Outra sintonia*: a história do autismo. São Paulo: Companhia das Letras, 2017.

FERNANDES, A. D. S.; RICCI, T. E.; TAÑO, B. L. A "indústria" do autismo e a urgência de um debate epistemológico e assistencial geopoliticamente localizado. *Revista Proteção Integral-IBDCria*, São Paulo, Saúde mental de crianças e adolescentes, n. 2, mar. 2024.

GRINKER, R. R. *Autismo*: um mundo obscuro e conturbado. São Paulo: Larousse do Brasil, 2010.

INEP – Instituto Nacional de Estudos e Pesquisas Educacionais Anísio Teixeira. Ministério da Educação. *Censo Escolar da Educação Básica 2023*. Brasília: Ministério da Educação, 2023. Disponível em: https://www.gov.br/inep/pt-br/assuntos/noticias/censo-escolar/mec-e-inep-divulgam-resultados-do-censo-escolar-2023. Acesso em: 1 mar. 2025.

KUBASKI, C. *A inclusão de alunos com transtorno do espectro do autismo na perspectiva de seus professores*: estudo de caso em quatro escolas do município de Santa Maria/RS. 2014. Dissertação (Mestrado em Educação) – Universidade Federal de Santa Maria, 2014.

LATIF, S. The ethics and consequences of making autism spectrum diagnoses. *In*: RUNSWICK-COLE, K.; MALLETT, R.; TIMIMI, S. (org.). *Re-thinking autism*: diagnosis, identity and equality. Filadélfia: Jessica Kingsley, 2016. p. 288-299.

MACHADO, L. V. *Políticas do autismo*: efeitos sobre o lugar da criança no imaginário social. São Paulo: Benjamin, 2022.

MARQUES, G. da S.; SANTOS, C. B. Os desafios educacionais frente a inclusão de alunos autistas no ensino fundamental: uma revisão narrativa. *Diversitas Journal*, [*s. l.*], v. 8, n. 4, p. 2764-2775, 2023. Disponível em: https://www.diversitasjournal.com.br/diversitas_journal/article/view/2764. Acesso em: 7 maio 2024.

OLIVEIRA, P. L.; SOUZA, A. P. R. Terapia com base em integração sensorial em um caso de transtorno do espectro autista com seletividade alimentar. *Cadernos Brasileiros de Terapia Ocupacional*, v. 30, p. e2824, 2022.

OLIVEIRA, V. F. D. *Representações sociais de professores acerca dos seus alunos com transtorno do espectro do autismo (TEA) no processo de inclusão em escolas municipais de Lages, SC*. Lages: Universidade do Planalto Catarinense, 2015.

ORRÚ, S. E. *Aprendizes com autismo*: aprendizagem por eixos de interesse em espaços não excludentes. Petrópolis: Vozes, 2016.

PEREIRA, E. D. M.; FERREIRA, J. C. S.; FIGUEIREDO, R. S. Seletividade alimentar em crianças pré-escolar. *Research, Society and Development*, v. 11, n. 14, p. e546111436894, 2022.

PINTO, J. C. *et al.* O processo de inclusão educacional de alunos autistas: revisão de literatura. *Rebena – Revista Brasileira de Ensino e Aprendizagem*, [*s. l.*], v. 7, p. 565-575, 2023. Disponível em: https://rebena.emnuvens.com.br/revista/article/view/176. Acesso em: 7 maio 2024.

ROCHA G. S. S. *et al.* Análise da seletividade alimentar de pessoas com transtorno do espectro autista. *Revista Eletrônica Acervo Saúde*, v. sup. 24, n. 24, p. e538, jun. 2019.

SCHMIDT, C. *et al.* Inclusão escolar e autismo: uma análise da percepção docente e práticas pedagógicas. *Psicologia*: Teoria e Prática, São Paulo, v. 18, n. 1, jun. 2016.

SHAKESPEARE, T.; WATSON, N. The social model of disability: an outdated ideology?. *Research in Social Science and Disability*, *Exploring theories and expanding methodologies*: Where we are and where we need to go, Leeds, v. 2, p. 9-28, jun. 2001. Disponível em: https://doi.org/10.1016/S1479-3547(01)80018-X. Acesso em: 1 mar. 2025.

WEIZENMANN, L. S.; PEZZI, F. A. S.; ZANON, R. B. Inclusão escolar e autismo: sentimentos e práticas docentes. *Psicologia Escolar e Educacional*, v. 24, p. e217841, 2020.

WHO – WORLD HEALTH ORGANIZATION. *ICD-11* – International classification of diseases for mortality and morbidity statistics. 11. rev. Reference guide [*online*]. Disponível em: https://icdcdn.who.int/icd11referenceguide/en/html/index.html. Acesso em: 1 mar. 2025.

7
REFLEXÕES SOBRE MEDICALIZAÇÃO E ALIMENTAÇÃO NA EDUCAÇÃO INFANTIL

Marina Castro e Souza

Introdução

As experiências de alimentação nas escolas de educação infantil buscam garantir uma alimentação saudável que resulte num crescimento adequado, na satisfação das necessidades biológicas e energéticas para o bom funcionamento do organismo de bebês e crianças pequenas. Essa preocupação legítima, especialmente quando falamos das escolas públicas brasileiras, espaços que podem garantir o acesso a inúmeros direitos negados às crianças, precisa reconhecer as relações complexas entre alimentação, cultura, infância, família e educação. Nesse sentido, este capítulo pretende problematizar essas concepções que têm assumido um lugar naturalizado em creches e pré-escolas.

Quando analisamos a qualidade das experiências de alimentação vividas nesses contextos, podemos perguntar: quais concepções de criança e educação infantil emergem das práticas de alimentação partilhadas? Qual a função e responsabilidade da escola de educação infantil na provisão e organização de práticas de alimentação? Em relação ao planejamento da alimentação, como as necessidades e possibilidades das crianças são percebidas pelos educadores? As expressões culturais das crianças e de suas famílias são consideradas nesse processo? Há uma dupla construção social das crianças como filhas e alunas nas experiências de alimentação? As reflexões sobre alimentação têm considerado suas dimensões políticas, sociais, econômicas e simbólicas?

A legislação brasileira reconhece o atendimento das crianças da educação infantil "por meio de programas suplementares de material didático-escolar, transporte, alimentação e assistência à saúde" (Brasil, 1996). Na mesma direção, documentos orientadores apontam o compromisso de uma educação infantil de qualidade garantir práticas cotidianas de alimentação saudável com um cardápio variado e rico que atenda às necessidades das crianças, cuidando das transições experimentadas, como, por exemplo, a introdução de alimentos sólidos, o período de inserção, as diferentes idades (Brasil, 2009a, 2009b). Esses documentos destacam a importância de políticas que viabilizem relações educativas pautadas no cuidado, o que significa assumir a alimentação dessa perspectiva, sendo necessária a implementação de espaços, materiais e formação profissional para que esse direito seja respeitado na creche e pré-escola.

Assumir as práticas de alimentação com base em uma ética do cuidado é reconhecer as crianças como sujeitos históricos, de direito, plenas subjetivamente, potentes, desejantes, produtoras de cultura, que brincam, dialogam, sonham e inventam. Em relação às práticas de alimentação, é papel dos adultos considerar a alteridade da infância, a presença ativa das crianças nas relações sociais que estabelecem com pares e adultos, assumindo a alimentação em sua multidimensionalidade e polifonia, como lugar de encontro, prazer, aprendizado, afeto, vida.

Assim, o ato de alimentar é dialógico, espaço de comensalidade, expressão de sociabilidade, de produção de sentidos para si e para a vida social (Rocha; Ferreira, 2016).

Contudo, esse não é o único sentido para as práticas de alimentação. Esse tema tem se constituído como arena de disputas ideológicas e políticas (Bakhtin, 2006), apresentando entendimentos diversos, atravessados por aspectos sociais e históricos. Em muitas escolas, as práticas de alimentação têm assumido um lugar estéril, unilateral, buscando transmitir normas, valores e hábitos alimentares, supostos como mais adequados, afinados com uma noção de saúde, de padrão alimentar "correto". Comer bem ou comer mal é uma questão de educação? Desse modo, com base na prescrição de um conjunto de alimentos, é produzida uma normalização dietética que resulta na homogeneização da vida (Gracia-Arnaiz, 2007).

Pesquisas evidenciam que discussões sobre alimentação têm focado na ideia de prevenção, na defesa de que "bons" alimentos podem evitar doenças. Também compreendem que o ato de se alimentar é uma resposta a uma necessidade biológica que resulta na ingestão de "combustível", prevalecendo, aqui, uma visão mecanicista do organismo humano (Vianna *et al.*, 2017; Gracia-Arnaiz, 2007). Essa perspectiva não considera as relações sociais e as condições materiais, produzindo uma simplificação na reflexão sobre as práticas alimentares. Como pensar o tema da alimentação sem considerar a distribuição desigual de alimentos? No caso do Brasil, em 2023, mais de 21 milhões de pessoas não tinham o que comer diariamente e 70,3 milhões viviam em insegurança alimentar.[1]

Dessa forma, o tema da alimentação se configura como um problema de políticas públicas, marcado pelas desigualdades sociais que vivemos em nosso país. Nesse contexto, este capítulo tem como objetivo problematizar os sentidos que a alimentação pode assumir nas creches e

---

1. Informações retiradas da reportagem do jornal *O Globo*. Disponível em: https://g1.globo.com/economia/noticia/2023/07/12/brasil-tem-101-milhoes-de-brasileiros-passando-fome-e-703-milhoes-em-inseguranca-alimentar-aponta-onu.ghtml. Acesso em: 9 abr. 2025.

pré-escolas, tomando como objeto de estudo um equipamento específico de atendimento a crianças de 1 a 5 anos de idade, no município de Duque de Caxias, pertencente à Baixada Fluminense do estado do Rio de Janeiro, denominado Creches e Centros de Atendimento à Infância Caxiense (CCaic). Para isso, serão analisadas as relações entre alimentação e medicalização com base no documento que apresenta o projeto CCaic.

A história dos CCaic e o lugar da alimentação

Na ponta do abismo lá vai mãe preta.
Aguenta o infinito num corpo que o grito socorro acusa suspeito.
Não chora nem fala das mortes diárias.
Pariu cinco vezes sem anestesia com falas no ouvido: – preta é firme!
Teu corpo foi alvo da falta de amor.
Teu peito batuca a dor de um dos filhos que ontem dormiu quando na escura da noite um corpo fardado mirou sem certeza por causa da dor.
Mas preto é forte, sempre ouvi falar...
Mãe preta resiste desde que não sabia o que era existir.
Mãe preta teve teus calos calejados pela falta de arrego dos atrasos da história que traçaram teu destino [...].[2]
Carol Dall Farra

A história do equipamento público denominado Creches e Centros de Atendimento à Infância Caxiense (CCaic) é marcada pela presença de mulheres como essa descrita no *slam* de Carol Dall Farra, moradora de Duque de Caxias, um dos maiores municípios brasileiros, pertencente à Baixada Fluminense do estado do Rio de Janeiro. Esse território é

2. Disponível em: https://www.facebook.com/slamdasminasrj/photos/carol-dall-farra-%C3%A9-estudante-de-geografia-da-ufrjpoeta-e-rapper-de-duque-de-caxi/1029774400539890/. Acesso em: 9 abr. 2025.

marcado por movimentos culturais e políticos que produzem críticas sociais relevantes que nos fazem sentir e pensar sobre os elevados índices de criminalidade; o lugar das infâncias, das mulheres e dos jovens negros; a religiosidade periférica; as culturas afro-brasileiras e indígenas. A arte tem sido caminho que evidencia potência, resistência e denúncia dos desafios experimentados na Baixada Fluminense, realidade com densa população de baixa renda e equipamentos sociais insuficientes e precários. A criação dos sete CCaic, equipamentos públicos de atendimento à educação infantil que têm como critério de matrícula a pesagem das crianças em situação de risco nutricional ou desnutrição grave, dialoga com esse contexto.

Com base em uma pesquisa sobre avaliação na educação infantil nos CCaic,[3] o tema da alimentação de bebês e crianças pequenas toma contorno importante dentro do estudo. Assim, pergunta-se: qual o lugar da alimentação dentro do projeto CCaic? De acordo com o documento que apresenta o CCaic, seu objetivo é "promover um programa de combate à desnutrição na primeira infância de Duque de Caxias" (Cortez, 2020, p. 135). Constitui-se como "política municipal de segurança alimentar e nutricional sustentável, transversal, entre as Secretarias de Educação, Saúde e o Departamento de Segurança Alimentar e Nutricional Sustentável", "centro de referência e excelência" (*ibid.*, p. 134). É importante destacar que o projeto traz uma perspectiva intersetorial, incluindo a presença de uma equipe interdisciplinar no cotidiano institucional.[4] A análise dessa política suscita a seguinte indagação: quais são os sentidos que a alimentação assume nesse contexto institucional de atendimento aos bebês e às crianças pequenas?

Como resultado de um movimento importante de combate à fome, com a presença da Igreja Católica, coordenado pelo bispo dom Mauro

3. "Avaliação na creche: o que se espera que os bebês aprendam?", com apoio da Fundação Carlos Chagas de Amparo à Pesquisa do Estado do Rio de Janeiro (Faperj).

4. Cortez (2020) e Martins *et al.* (2022) apontam em seus estudos a descaracterização do desenho do projeto. Atualmente o CCaic não tem equipe multidisciplinar.

Morelli, foi realizado o projeto "Mutirão contra a desnutrição materno-infantil e pelo direito à infância" (*ibid.*). No ano de 2001, aproximadamente 23 mil crianças com até 5 anos de idade foram pesadas, e

> [...] constatou-se que mais de 70% dessas crianças estavam desnutridas ou em risco nutricional; seus pesos e/ou estaturas eram inferiores aos índices estabelecidos pela Organização Mundial de Saúde (OMS) como saudáveis (Martins *et al.*, 2022, p. 3).

Diante desse quadro, surge o programa "Portal do Crescimento", uma casa de recuperação de desnutrição de crianças de 1 a 5 anos de idade, que funcionava como unidade escolar. Seus critérios de matrícula eram: quadro de desnutrição e renda *per capita* mensal da família de até meio salário mínimo.[5] Com a Lei Municipal n. 1.686/2003 de Duque de Caxias, foi criado o primeiro portal no bairro do Amapá, situado no distrito de Xerém, identificado como um dos bolsões de pobreza da cidade.

A proposta do "Portal do Crescimento" envolvia as secretarias de educação, saúde, ação social, cultura e habitação, com os seguintes eixos temáticos: i) saúde, por meio de uma complementação alimentar; ii) renda, com apoio às famílias por meio de programas de geração de renda; iii) educação, buscando o desenvolvimento global das crianças (Cortez, 2020). Dentro desses eixos, várias atividades eram previstas, como, por exemplo, orientação na construção de um cardápio – "As mães serão capacitadas para produzir alimentação alternativa" (*ibid.*, p. 128) – e aplicação de cursos para os pais. Assim, o "Portal do Crescimento" pretendia

> [...] garantir interações sociais, cognitivas e de saúde capazes de *reintegrar* na sociedade crianças com quadro de desnutrição infantil de 0 a 6 anos *vítimas* das mais diferentes mazelas sociais e suas

5. De acordo com Cortez (2020), a renda não foi um critério utilizado na prática do acesso à política.

respectivas famílias melhorando a qualidade e suas expectativas de vida (Cortez, 2020, p. 124, grifo nosso).

A história evidencia que o tema da desnutrição se manteve por muito tempo como pauta relevante para a gestão pública de Duque de Caxias. Observamos isso na Lei Municipal n. 1.881/2005, que cria o Departamento Geral de Segurança Alimentar e Nutricional sustentável (Desans), ligado ao gabinete do prefeito; e, no ano seguinte, no Decreto Municipal n. 4.890/2006, que instaura o programa CCaic, que substitui os portais de crescimento.

Nos dois projetos, o tema do enfrentamento à insegurança alimentar tem uma centralidade. No caso dos CCaic, tem-se como objetivo "reduzir a prevalência das diversas formas de desnutrição de crianças entre 1 e 5 anos de idade" (*ibid.*, p. 134), sendo um dos seus objetivos específicos propor "atividades educativas focadas no tema da alimentação saudável como direito humano necessário para a melhoria de qualidade de vida" (*ibid.*, p. 135). Há uma compreensão de que o risco nutricional compromete o desenvolvimento das crianças, "interferindo no seu processo de aprendizagem e sociabilidade" (*ibid.*, p. 135).

Para o enfrentamento da desnutrição, o projeto CCaic apresenta os seguintes enfoques: combate à desnutrição por meio da alimentação diária; atendimento psicopedagógico – "desenvolver o aprendizado dentro dos aspectos físicos (psicomotricidade), emocional, afetivo, cognitivo/linguístico e social de cada faixa etária atendida" (*ibid.*, p. 137); atendimento médico com acompanhamento de pediatra no CCaic; atendimento multidisciplinar para as famílias e a comunidade.

Considerando os destaques anteriores, chama atenção a presença do termo "atendimento psicopedagógico", que pode indicar um afastamento das características da educação infantil, abrindo espaço para os discursos psicológicos que têm colonizado as práticas educacionais, em especial nos contextos das crianças pequenas (Castro e Souza; Falciano, 2023). Essa lógica psicologizante, presente desde a proposta do portal do crescimento, com a ideia de implantação de brinquedotecas com atividades lúdicas e *terapêuticas* (Cortez, 2020, grifo nosso), tem, em seus marcadores de desenvolvimento ditos saudáveis, imposto formas de vida, produzindo exclusão e sofrimento.

Historicamente, a aposta cientificista de uma psicologia que não reconhece formas variadas de viver e crescer está incorporada à pedagogia, focalizando sua atenção na dimensão individual, não tomando o processo educativo como totalidade multideterminada (Martinez, 2010). Aquino (2014) reflete sobre a inflação dos saberes psicológicos que buscam supostamente qualificar os processos de aquisição cognitiva, bem como aperfeiçoar a ação docente. De acordo com esse autor, diante de uma situação tomada como desviante dos padrões normativos, "recorre-se ao escrutínio não das variáveis conjunturais que o teriam precipitado, mas da índole psicológica dos implicados. E a tática do inquérito confessional torna-se infalível" (*ibid.*, p. 7).

Também se observa o protagonismo da desnutrição e insegurança alimentar em detrimento do debate das especificidades do trabalho educativo na creche e na pré-escola. Mais uma vez, o tema da desnutrição aparece como um impedimento ao aprendizado, ocultando questões do atendimento educacional destinado às crianças pequenas. O discurso de proteção à infância e redução de risco esconde o lugar que a infância pobre tem assumido nas políticas públicas por meio de um discurso de higiene, controle, prevenção e prescrição, definindo o que seria "normal" e patológico (Gomes; Magalhães, 2018; Castro e Souza; Falciano, 2023).

A alimentação não aparece como um tema que compõe a vida das crianças, aproximando-se de um conteúdo escolar a ser ensinado. Assim, corre-se o risco do apagamento das expressões e culturas infantis com uma proposta instrucional, ou seja, do ensino do que comer ou não. Esse entendimento também pode ser evidenciado nas propostas de cursos e oficinas educativas destinadas às famílias sobre como se alimentar, com o aproveitamento de "produtos de grande valor nutricional e de baixo custo encontrados na própria comunidade" (Cortez, 2020, p. 137). A experiência de alimentação das crianças e de suas famílias, de classe popular, aparece no registro da falta, do déficit, da inconformidade.

Portanto, observa-se uma marca higienista que atualiza a compreensão das crianças e de suas famílias como sujeitos "em falta", estabelecendo um modelo de atendimento assistencialista, com sentido de intervenção e regulação social, tomando as crianças pequenas como dependentes naturalmente e a mãe pobre como incapaz, dependente de um patrono. Na história da educação infantil e na definição de suas funções, formou-se uma polarização entre assistência e educação, também presente no documento que apresenta os CCaic.

Desse modo, é intenção do projeto alcançar as famílias de uma perspectiva salvacionista: "O pressuposto básico de todas as atividades previstas é garantir que o projeto seja uma *mola* que vai *impulsionar socialmente* essas famílias, dando-lhes condições para que no futuro próximo possam *caminhar sozinhas*" (Cortez, 2020, p. 135, grifo nosso). É sua finalidade chegar "ao núcleo da família por meio de *intervenções* que garantam a *geração de trabalho e renda* na *superação* da insegurança alimentar e miséria" (*ibid.*, grifo nosso).

Na ideia de tornar as famílias produtivas, há uma aliança com a lógica capitalista? A noção de "caminhar sozinhas" não favorece a dominação e a manutenção das desigualdades estruturais, bem como desresponsabiliza o Estado? A leitura do projeto permite observar que o tema da pobreza não é tratado de forma multifacetada e complexa, podendo colaborar para a produção e manutenção de preconceitos e exclusões.

O texto apresenta a ideia de reintegração social das famílias pobres, olhadas como vítimas, noção que não reconhece crianças e famílias como agentes políticos, sujeitos que não se limitam à reprodução, mas que resistem às formas de dominação. As famílias são responsabilizadas individualmente ou são considerados os limites estruturais que produzem uma situação de insegurança alimentar? Quais são as formas de desvio que essas famílias e crianças têm produzido diante de uma realidade tão desigual?

Além disso, o texto dos CCaic parece atualizar uma discussão antiga que relaciona desempenho a nutrição. Souza *et al.* (1989)

problematizam a avaliação das escolas de que as crianças não aprendem porque se alimentam de forma inadequada, mas não são impedidas de aprender a conversar, brincar, correr, saltar, inventar... Essa compreensão, historicamente produzida, tem explicado as experiências das crianças por um viés de carência cultural, manifestando um caráter compensatório e preventivo para a escola (Souza *et al.*, 1989; Castro e Souza, 2017). Nesse sentido, o projeto CCaic não apresenta uma crítica às desigualdades sociais, tampouco uma ruptura com normas culturais estabelecidas pela escola, não desfazendo estereótipos.

Medicalização e alimentação: Limites de uma proposta de educação infantil

Em face do exposto, observa-se que o projeto CCaic opera com uma ideia de alimentação ideal e saudável, que legitima um projeto de vida que não reconhece as subjetividades e a diversidade cultural, imperando uma lógica medicalizante sobre crianças e adultos.

Esse processo de medicalização se caracteriza pela ampliação do saber médico para diversas esferas da vida, como, por exemplo, as relações entre alimentação e corpo, numa tentativa de padronização, eliminação das diferenças, ocasionando normalização dos comportamentos. Dessa forma, essa perspectiva individualizante naturaliza desigualdades socialmente produzidas, localiza sobre os sujeitos a responsabilidade por sua situação de insegurança alimentar, produzindo a patologização de suas condutas.

Nessa direção, Williams *et al.* (2021), em pesquisa com mulheres em situação de insegurança alimentar no Canadá que utilizam programas de assistência alimentar, observam sentimentos de exclusão, vergonha, marginalização, estigmatização, com prejuízos à saúde física e mental, provocados por uma ideia de que são incapazes de viver de acordo com padrões de alimentação e saúde.

De acordo com os autores citados, essas ideologias, produzidas historicamente, representam uma desvalorização dessas mulheres, reforçando ainda mais processos de marginalização e exclusão.

> A percepção social da pobreza, os juízos de valor, os programas e, especificamente, as ideologias que orientam esses programas, bem como os estereótipos que influenciam as decisões e políticas implementadas, contribuem para o estigma, a marginalização [...]. Suas experiências nos permitem evidenciar como as organizações/instituições, por meio de seus programas e políticas, contribuem para o desempoderamento das mulheres, perpetuando a insegurança alimentar e suas experiências negativas com alimentos (*ibid.*, p. 182, tradução nossa).

Ao mesmo tempo, esses programas parecem não reconhecer que o tema da insegurança alimentar, em contextos desiguais e de precarização, tem se ampliado em razão dos "efeitos da monetarização, industrialização e crescente globalização comercial e financeira" (Gracia-Arnaiz; Casadó; Campanera, 2021, p. 93, tradução nossa), o que indica que a insegurança alimentar é produzida por fatores econômicos e políticos, tornando-se "um grande negócio planetário em torno do qual circulam cifras bilionárias" (*ibid.*, tradução nossa). Essa realidade demanda o enfrentamento das desigualdades sociais na busca por políticas públicas comprometidas com a justiça alimentar e a diversidade cultural.

Ainda sobre o projeto CCaic, percebe-se que o tema da alimentação não é tomado como experiência simbólica, de cultura, de trocas, de encontro. A multidimensionalidade da alimentação não encontra espaço no documento. Ainda é importante destacar a ausência de referencial teórico, o que pode indicar a compreensão de que alimentação e saúde são categorias únicas, precisas e objetivas.

O projeto CCaic, em seu texto, apresenta sem problematizações a pobreza e a baixa renda como fatores de risco, com consequências de baixa energética e proteica. Essa afirmação leva em consideração o contexto atual, marcado pela forte presença de alimentos industrializados, ultraprocessados, distribuídos em redes comerciais a preços baixos.

No projeto não há uma discussão sobre as contradições presentes nas situações de insegurança alimentar e suas expressões nos corpos que escapam à normatividade.

Na contramão do projeto, entende-se que por meio da alimentação "é possível percorrer e compreender os sentidos dos processos sociais e a rede de relações sociais e afetivas que ordenam e, em certa medida, dão sentido à vida" (Contreras, 2022, p. 35, tradução nossa). Dessa perspectiva, a alimentação se configura como um sistema complexo de comunicação com signos, imagens, contextos, valores, comportamentos. Preferências, aversões, características das práticas alimentares (quantidade de consumo de carne e vegetais, por exemplo), história e comida, hierarquias e classificações entre pessoas e grupos, religiosidades, ritos e festas marcam as experiências de alimentação.

A noção que parece universal do que seria uma alimentação saudável não se aplica quando olhamos para diferentes grupos sociais. Nem tudo o que é nutritivo, por exemplo, é considerado alimento (Contreras, 2022). Uma comida apreciada por um grupo pode não ser reconhecida como alimento por outro. A comida é espaço de partilha de sentidos sociais entre os seres humanos – "Os seres humanos são [...] as únicas criaturas do mundo que pensam e falam sobre seus alimentos, as únicas que observam regras precisas sobre o que comem" (*ibid.*, p. 20, tradução nossa).

Valendo-se da antropologia, Contreras (2022) afirma que a alimentação transcende a biologia, já que condicionamentos biológicos são concretizados de formas diferentes em sociedades distintas. Para o autor, somos o que comemos não apenas em razão das substâncias bioquímicas que ingerimos, mas pela incorporação das propriedades morais e comportamentais que contribuem para a constituição subjetiva, individual e coletiva.

Também destaca que os sentidos atribuídos à alimentação, em diferentes sociedades, são plurais e pouco respondem a razões nutricionais. Além disso, as recomendações nutricionais não são ditadas exclusivamente pelas ideias de saúde e doença, sendo alteradas ao longo da história – o que é considerado bom ou ruim vai se transformando no tempo e no espaço.

Na contramão, o projeto CCaic parece identificar a qualidade do que se come com a qualidade do que se é, não reconhecendo crianças e famílias, público desse equipamento, como capazes de cuidarem de si, de escolherem sua própria comida. Dessa forma, compartilha de uma racionalidade nutricional que tem participado da medicalização da sociedade pela alimentação – problemas não médicos passam a ser definidos como problemas médicos, com forte presença do signo da doença e do distúrbio (Viana *et al.*, 2017). Isso significa que questões de ordem social, econômica e política, tanto em termos de suas causas quanto de suas soluções, são tratadas como questões médicas (Collares; Moysés, 1994).

Então, o processo de medicalização da alimentação apresenta a busca de um corpo saudável com base na ingestão de certos alimentos, um caminho para uma melhor "performance existencial" (Viana *et al.*, 2017), predominando uma perspectiva fisicalista dos nutrientes, com foco numa dimensão energética, na funcionalidade dos alimentos para pautar o que seria uma nutrição saudável adequada. No caso do projeto CCaic, percebe-se uma associação entre saúde alimentar e progresso.

A presença da lógica médica em si não é um problema (Rose, 2007). As práticas médicas trouxeram uma ética para as relações humanas, mudaram a vida que conhecemos, produziram vacinas, permitiram cuidados para doenças que hoje consideramos simples, mas que matavam, ampliando a expectativa de vida. Ao mesmo tempo, as práticas médicas foram impregnadas de significado cultural. Rose reconhece que o termo da medicalização deve ser o ponto de partida de uma análise, e não um fechamento, uma conclusão.

A lógica biomédica desempenhou, e continua desempenhando, um papel na formação humana – "ela nos tornou o que somos" (Rose, 2007, tradução nossa). Entretanto, essa lógica tem incidido mais fortemente em alguns grupos; por isso, é importante pensar o tema da medicalização com base em marcadores sociais – idade, classe, raça, nacionalidade, gênero.

De acordo com Rose (*ibid.*, tradução nossa), alguns grupos são mais suscetíveis à ordem médica, como as "mulheres mais do que homens, os ricos de forma diferente dos pobres, crianças mais do que adultos", reconhecendo a maior vulnerabilidade das crianças dentro dos processos medicalizantes.

Numa sociedade adultocêntrica, que não reconhece a potência infantil nem sua capacidade de participação, de expressão de desejos, direitos e visões de mundo, os discursos medicalizantes têm fortalecido esse lugar de subordinação baseado em uma noção de normalidade, de crescimento saudável (Marafon; Castro e Souza; Nicolaiewsky, 2020), com consequências significativas na vida das crianças pobres, negras e periféricas que habitam as escolas de educação infantil, espaço marcado pela ampliação da retórica médica e das práticas medicalizantes.

Considerações finais

Se a educação é uma prática social que deve estar comprometida com o mundo, com o outro, o tema da alimentação das crianças apresenta fortes implicações políticas para o campo da educação infantil. As creches e pré-escolas precisam se comprometer com uma formação humana que englobe a alimentação como direito, que signifique acesso a práticas de alimentação de qualidade, mas também uma experiência de cultura, marcada por histórias, costumes, desejos, sabores e cheiros.

A tradição escolar tem valorizado "aspectos cognitivos, ora aspectos morais, ora aspectos físicos, como se as pessoas fossem corpos que devem ser contidos e docilizados" (Pena; Nunes; Kramer, 2018, p. 3), não abrindo espaço para um entendimento ampliado do ato de comer. Comer é cultura, é fonte de prazer, é oportunidade de estar com o outro. Não basta ter acesso aos ditos bons alimentos para que o direito à alimentação seja efetivado na vida das crianças.

É preciso considerar outras perspectivas para pensar o tema da alimentação e saúde das crianças. Que outras questões atravessam a saúde das crianças atualmente? Em relação à alimentação, quais desafios nutricionais na infância acometem a população infantil de Duque de Caxias? Ser magro e/ou pequeno é sempre um problema médico? Quais são os caminhos de luta e de sobrevivência das crianças e de suas famílias? Há espaços de acolhimento, diálogo e participação das famílias nas creches e pré-escolas?

Somada a essa discussão, a história da educação infantil brasileira revela diferentes funções e sentidos que foram construídos para a institucionalização das crianças pequenas – assistencialista, compensatória e preparatória. Sobre o viés assistencialista, Kuhlmann Junior (2010, p. 165-166) afirma que essas instituições são "portadoras de signos de preconceito – aos mais necessitados, aos incapazes", com a expectativa de "disciplinar e apaziguar as relações sociais", produzindo "uma pedagogia da submissão, uma educação que humilha para depois oferecer o atendimento como dádiva, como favor aos poucos selecionados para o receber".

Esse debate fica ainda mais complexo quando a desnutrição e/ou risco nutricional são critérios para matrícula num equipamento público de educação infantil. Os critérios de matrícula são criados diante da insuficiência do Estado em responder às demandas sociais. São critérios orientados pelo princípio da diferença e da reparação diante de uma sociedade desigual. Contudo, observa-se uma cristalização desses critérios, naturalizando o comprometimento dos preceitos constitucionais e o princípio de igualdade que garantem educação infantil para todas as crianças.

A seleção dos CCaic toma a desnutrição como algo individual, isolado, passível de ser enfrentado de forma descontextualizada. É preciso assumir o tema da alimentação de uma perspectiva complexa, considerando seus aspectos sociais e culturais e, principalmente, questionando quais meios de exclusão e preconceitos são produzidos nesse processo de seleção, marcando, possivelmente, as experiências educativas de crianças e bebês.

Além dessas questões, a desnutrição não engloba a totalidade dos desafios experimentados pelas infâncias que habitam o território de

Duque de Caxias. Assim, cabe perguntar: quais bens culturais e direitos sociais estão sendo negados às crianças e suas famílias? É possível separar os efeitos da desnutrição no corpo das crianças dos efeitos produzidos pela precariedade de suas vidas?

No caso dos CCaic, em uma proposta de gestão/solução da pobreza, problematizamos a possibilidade de sua consolidação como uma política residualista com viés compensatório, pensada e formulada para uma infância vulnerável que pode colaborar para a produção de estigmas – desnutrida, agressiva, violenta, que não aprende. Em que medida essa política forja a infância, busca higienizar e controlar crianças e famílias? Como ela marca as relações dentro e fora das instituições educativas?

Dessa forma, é importante questionar as estruturas burocráticas tradicionais e hierárquicas, distantes das necessidades da sociedade, tomando crianças e bebês como centro das políticas sociais, fortalecendo respostas intersetoriais que qualifiquem as ações em contextos desiguais, de uma perspectiva de garantia de direitos – sensível às demandas, aos contextos, às relações, aos modos de viver, aos sonhos. Quais são as histórias de crianças e adultos com os alimentos? Além da falta, qual a comida preferida? Sobre se alimentar e ser alimentado, quais são as memórias, os desejos, os cheiros e as texturas que as narrativas das crianças e dos adultos podem acionar?

O objetivo deste capítulo foi analisar o lugar da alimentação dentro do projeto CCaic. Dessa forma, as reflexões aqui apresentadas podem não coincidir com as relações estabelecidas com crianças e famílias no cotidiano dessas instituições. Entretanto, valemo-nos da compreensão de que o texto da política aponta direções, disputas, lacunas, contradições, ambiguidades, imprecisões que podem tensionar as práticas pedagógicas.

Referências

AQUINO, J. R. G. O controverso lugar da psicologia na educação: aportes para a crítica da noção de sujeito psicopedagógico. *Psicologia*: Ensino & Formação, v. 5, n. 1, p. 5-19, 2014.

BAKHTIN, M. *Marxismo e filosofia da linguagem*: problemas fundamentais do método sociológico da linguagem. São Paulo: Hucitec, 2006.

BRASIL. *Lei Federal n. 9.294, de 26 de dezembro de 1996.* Lei de Diretrizes e bases da educação nacional. Brasília: Presidência da República, 1996.

BRASIL. *Indicadores de qualidade na educação infantil*. Brasília: MEC/SEB, 2009a.

BRASIL. Diretrizes Curriculares Nacionais para a Educação Infantil. Resolução CNE/CEB n. 5/2009. *Diário Oficial da União*, Brasília, seção 1, p. 18, 18 dez. 2009b.

CASTRO E SOUZA, M. P. *Políticas e práticas de avaliação na creche*: uma pesquisa na rede pública do município do Rio de Janeiro. 2017. Tese (Doutorado em Educação) – Departamento de Educação, Pontifícia Universidade Católica do Rio de Janeiro, Rio de Janeiro, 2017.

CASTRO E SOUZA, M.; FALCIANO, B. T. Os reflexos de uma política de acesso à educação infantil destinada a bebês e crianças desnutridas. *Educar em Revista*, Curitiba, v. 39, e87500, 2023. Disponível em: https://doi.org/10.1590/1984-0411.87500. Acesso em: 11 abr. 2025.

COLLARES, C. L.; MOYSÉS, M. A. A transformação do espaço pedagógico em espaço clínico (a patologização da educação). *Série Ideias*, n. 23, p. 25-31, 1994.

CONTRERAS, J. *¿Seguiremos siendo lo que comemos?*. Barcelona: Icaria, 2022.

CORTEZ, J. L. *A creche e Centro de Atendimento à Infância Caxiense/Rio de Janeiro*: um desafio educacional em meio à desnutrição. 2020. Dissertação (Mestrado em Educação, Contextos Contemporâneos e Demandas Populares) – Instituto de Educação/Instituto Multidisciplinar, Universidade Federal Rural do Rio de Janeiro, Seropédica/Nova Iguaçu, RJ, 2020.

GOMES, B. C. S.; MAGALHÃES, F. C. A medicalização da infância na educação. *Ecos-Estudos Contemporâneos da Subjetividade*, Campo dos Goytacazes, v. 8, n. 2, 2018.

GRACIA-ARNAIZ, M. Comer bien, comer mal: la medicalización del comportamiento alimentario. *Salud Pública de México*, v. 49, n. 3, p. 236-42, 2007.

GRACIA-ARNAIZ, M.; CASADÓ, L.; CAMPANERA, M. Introducción al monográfico *Antropologías del hambre: La (in)seguridad alimentaria en contextos de precarización. Revista de Antropología Social*, v. 30, n. 2, p. 93-108, out. 2021.

KUHLMANN JUNIOR, M. A educação assistencialista. *In*: KUHLMANN JUNIOR, M. *Infância e Educação Infantil*: uma abordagem histórica. Porto Alegre: Mediação, 2010.

MARAFON, G.; CASTRO E SOUZA, M.; NICOLAIEWSKY, C. A. Encontros entre deficiência, infância e formação docente: contribuições para enfrentar a medicalização da educação no presente. *Educação, Sociedade & Culturas*, n. 57, p. 166-183, 2020.

MARTINEZ, A. M. O que pode fazer o psicólogo na escola?. *Em Aberto*, Brasília, v. 23, n. 83, p. 39-56, mar. 2010.

MARTINS, L. R. *et al.* "É muito triste isso, cara, ver uma criança não entrar por causa de 100g!": decisões discricionárias na implementação de uma política intersetorial de combate à fome. *Jornal de Políticas Educacionais*, Curitiba, v. 16, p. 23, 2022.

PENA, A. C.; NUNES, M. F. R.; KRAMER, S. Formação humana, visão de mundo, diálogo e educação: a atualidade de Paulo Freire e Martin Buber. *Educação em Revista*, Belo Horizonte, n. 34, p. e172870, 2018.

ROCHA, C.; FERREIRA, M. "Porque agora as crianças são bebés!": mudanças percebidas na educação familiar e no jardim de infância por educadoras de infância em Portugal – o caso da alimentação. *Trama Interdisciplinar*, São Paulo, v. 7, p. 125-145, maio/ago. 2016.

ROSE, N. Beyond medicalisation. *The Lancet*, n. 369, p. 700-701, 2007.

SOUZA, M. P. R. A questão do rendimento escolar: subsídios para uma nova reflexão. *R. Facu. Educ.*, São Paulo, v. 15, n. 2, jul./dez. 1989.

VIANA, M. R. *et al.* A racionalidade nutricional e sua influência na medicalização da comida no Brasil. *Ciência & Saúde Coletiva*, Rio de Janeiro, v. 22, p. 447-456, 2017.

WILLIAMS, P. Hacia la emancipación de las mujeres para la seguridad alimentaria: ¿puede la investigación-acción participativa forjar el camino?. *Revista de Antropología Social*, v. 30, n. 2, p. 179-195, 2021.

8
NO RESTAURANTE DAS CRIANÇAS TEM TAÇA, QUADRO E FAROFA: A RELAÇÃO DAS CRIANÇAS COM A ALIMENTAÇÃO NA ESCOLA COM BASE NO ESPAÇO DO REFEITÓRIO

Camila Perrotta

A alimentação faz parte das rotinas das escolas, dos seus cotidianos, porém, na maioria das vezes, é vista apenas como um momento de satisfazer as necessidades fisiológicas das crianças e não como parte da vida social e cultural delas nos espaços educativos. Faço essa afirmação pelas minhas vivências como professora de educação infantil tanto em espaços públicos como em espaços privados.

Sobre cultura, Pereira (2016, p. 8) diz: "Se a cultura é o que nos liga, como indivíduos, à vida social, ela precisa fazer sentido para nós". Comida é cultura e possibilita muitos processos de socialização. Como esses processos são compartilhados? Quais são os sentidos construídos pelas crianças quando comem na escola? Quais os convites que os espaços onde comem fazem ou deixam de fazer?

Tenho percebido na minha prática como professora que os refeitórios das escolas, quando existem, são lugares de passagem, espaços onde o tempo é contado, onde o prato chega da mesma forma e com a mesma quantidade para todas as crianças, onde o corpo não se movimenta. No entanto, a alimentação faz parte da cultura e da sociedade em seus modos de organização, comunicação e partilhas.

Concomitantemente à alimentação, destaco como aspecto cultural os processos de socialização que acontecem no refeitório. Enquanto comem, as crianças me confidenciam que fazem fofoca, descobrem coisas novas sobre seus amigos, competem para ver quem come mais rápido e falam dos professores preferidos. Nessas vivências, elas constroem memórias. Segundo Pedro Abrantes (2011, p. 122), "nos mesmos atos e relações, tornamo-nos pessoas e fazemos sociedade". Compreendo, assim, que, enquanto comem, as crianças revelam seus hábitos alimentares, suas identidades, o que lhes é familiar quando se identificam com a comida oferecida.

Nessa relação, questiono se as crianças, nos seus diferentes contextos de alimentação, sabem do cardápio das comidas, participam da escolha do que vão comer, conhecem a pessoa que faz a comida na escola, por exemplo. É importante conhecer a origem dos alimentos, criar hipóteses sobre eles, saber como são feitos e de onde vêm. É por meio desses conhecimentos construídos que se criam intimidade e relação com a comida, fundamentais na nutrição do corpo e no encontro com o outro por intermédio dela. A alimentação precisa fazer sentido; é a comida, mas também o lugar onde se come e as companhias com quem se está nesse momento.

Se as crianças também se alimentam na escola, é responsabilidade desta pensar sobre a alimentação junto com as famílias. Compartilho, então, a experiência de uma instituição pública federal,[1] na qual sou professora, onde as crianças de uma turma que brincava que estava em

1. Trata-se do Centro de Referência em Educação Infantil Realengo (Creir), do Colégio Pedro II.

um restaurante idealizaram transformar o refeitório da escola. O projeto[2] aconteceu em decorrência de um desafio de organização do espaço, que fazia com que as crianças almoçassem do lado de fora do refeitório, em mesas que ficavam na entrada, o que foi ganhando o sentido de comer fora, como se fala quando não se come em casa.

O contexto dessa instituição foi favorável a essa experiência. Outros projetos relacionados ao tema da alimentação, como oficinas de culinária, comidinhas feitas com terra, confecção de jogo americano, horta, minhocário, já aconteceram e ainda acontecem nesse local. Os piqueniques, as confraternizações de aniversário, os projetos envolvendo a alimentação, como um livro de receitas de sucos, também fazem parte da história da escola.

Nessa instituição, são as próprias crianças que se servem. Conquista delas, o que envolve muita conversa em relação à quantidade de comida que é colocada no prato, associada à importância de experimentarem algo novo. Quando as crianças se servem, percebe-se que o prato vira brinquedo e suas muitas formas de comer são respeitadas e conhecidas. Nem toda criança come da mesma maneira e nem na mesma quantidade.

Conhecer o restaurante pensado pelas crianças é conhecer mais sobre elas, seus desejos, direitos, opiniões e necessidades.

O restaurante

Foi na busca de condições mais agradáveis para as crianças que nasceu a ideia de transformar o refeitório em restaurante. Quando conto essa história, vou colecionando fotos, falas das crianças, ideias que foram surgindo e acontecendo, os movimentos dos adultos, a preparação para o grande dia.

---

2. O relato desse projeto é parte da minha dissertação de mestrado, *Almoçar e fofocar com os amigos*: infância, cultura e alimentação na escola, que transformou em pesquisa o projeto do restaurante. Disponível integralmente em: https://www.bdtd.uerj.br:8443/handle/1/20400. Acesso em: 10 abr. 2025.

Hoje, como pesquisadora, penso que o restaurante já existia na brincadeira, mas foi em uma manhã das crianças da turma Foguete no refeitório que uma voz ecoou e disse: "E se a gente transformasse o refeitório da escola em um restaurante?". Um longo silêncio foi interrompido por uma pergunta acompanhada de uma questionadora expressão facial: "De verdade?". A ideia foi crescendo com o tempo e sendo regada com hipóteses de como seria, junto com os desafios que foram aparecendo: "Mas o que precisa para virar um restaurante?"; "Como vamos fazer?".

As transformações exigem um projeto gráfico, como os arquitetos fazem. No caso das crianças, foram os desenhos. Algumas professoras começaram a embarcar na ideia, e, com base em uma foto impressa do refeitório, uma proposta foi feita: as crianças deveriam fazer os desenhos das modificações que gostariam que acontecessem. Paredes foram pintadas pela turma Foguete nesse papel, desenhos criados, cada um imprimindo seus desejos para esse espaço.

Figura 1. Preparação do projeto gráfico do restaurante pelas crianças

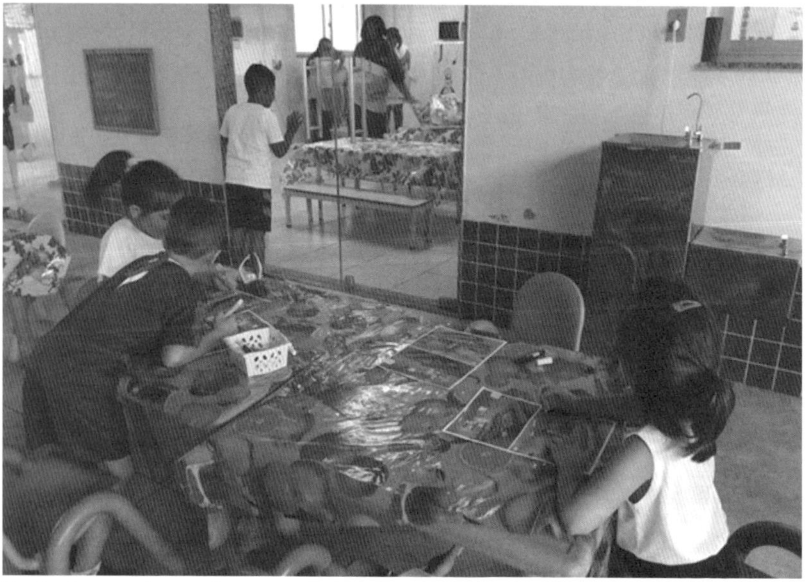

Fonte: Acervo da escola.

No diálogo com as outras turmas, já que o refeitório é um espaço coletivo, mais propostas foram surgindo sobre essa ideia de transformar o refeitório em um restaurante, e esse projeto foi ganhando um tratamento mais amplo e complexo, que contou com a articulação de outras turmas, por meio da orientação e coordenação pedagógica da instituição. As crianças e os adultos na escola foram apresentando e negociando suas experiências e concepções sobre alimentação, cultura e escola, com base nas propostas que foram surgindo. Um dos espaços de diálogo sobre o tema foram as reuniões de planejamento semanais, das quais participam os professores das turmas. A seguir, destaco algumas dessas ideias, registradas na forma de lista, disponível na ata da reunião de planejamento semanal.

> Bandeja para servir,
> placa com o nome,
> talheres de metal,
> guardanapo,
> menu feito pelas crianças,
> taça de plástico,
> música ambiente,
> luz diferente,
> quadros e desenhos de comidas na parede,
> flores de pano e vasos,
> grande estátua de comida,
> tapete vermelho,
> pratos coloridos,
> enfeite de *ketchup*,
> comidas de mentira para quem não come (Caderno de campo).

E, assim, muitos processos foram acontecendo. Uma turma questionou sobre o refeitório não ter um nome que o identificasse; outra decidiu fazer os quadros para aquele espaço ficar mais colorido; uma professora falou que ia mandar fazer aventais para os garçons e as garçonetes. Adultos e crianças foram se mobilizando e se comprometendo com algumas das ideias que surgiram e foram percebendo que precisavam marcar um dia para tudo isso que estava sendo criado ocupar o refeitório.

Na escolha do nome, foi considerado fundamental ter uma consulta à escola toda, e esta foi feita. As crianças falaram que não poderia mais continuar sendo refeitório. Uma grande votação, que foi acirrada, aconteceu no refeitório para a escolha do nome do restaurante das crianças. Os nomes sugeridos foram:

> Café boutique,
> Comidarante,
> Escolarante,
> Comida Re Re Re Realengo,
> Guloso e gulosinho,
> Moranguês,
> Nassoreto,
> Pitada de sal,
> Rescomida,
> Restaurante escola para crianças e pais,
> Restaurante comida gostosa,
> Restauescola,
> Restaurante do Pedro II,
> Seu mundo feliz com comida gostosa,
> Tartek (Caderno de campo).

A votação foi um momento de muita tensão. Olhares atentos acompanhavam os votos que iam sendo marcados pelas digitais das crianças. Alguns nomes já estavam na frente, e votar nos que tinham poucos votos não era vantajoso. É bem verdade que alguns votos precisaram ser anulados, pois algumas crianças queriam muito que suas ideias fossem escolhidas e carimbaram suas digitais várias vezes. Algumas professoras desejavam que o nome fosse Escolarante, uma mistura de escola com restaurante, mas não foi esse o nome que venceu, o que empoderou ainda mais as crianças, que são em maior número do que os adultos na escola, nas decisões e escolhas desse projeto.

Ganhou o nome “Re Re Re Realengo”. Realengo é o nome do bairro onde fica a escola, que não era o bairro de moradia de todas as crianças, que vinham de vários outros bairros do Rio de Janeiro, mas que era conhecido por todas elas. Realengo trouxe o seu nome para a escola e a escola trouxe um restaurante das crianças para Realengo, um restaurante com “comidas de mentira” para quem não come.

Figura 2. Votação do nome do restaurante

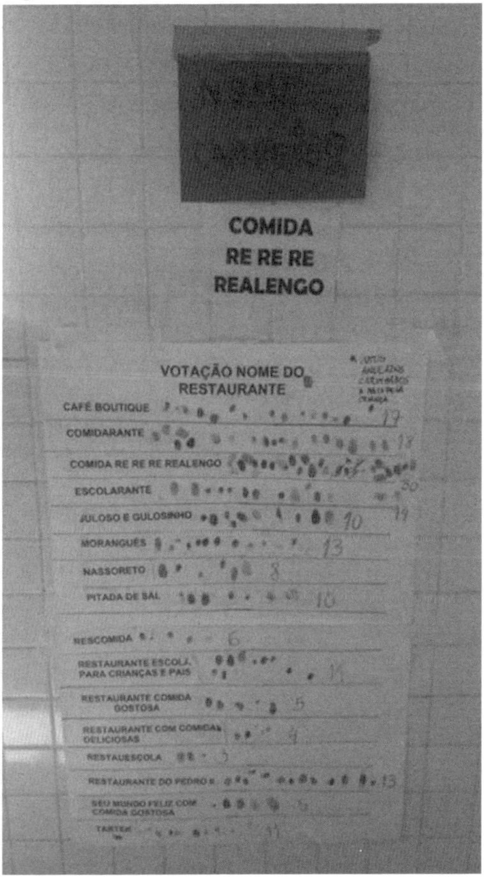

Fonte: Acervo da escola.

Assim, as crianças e os adultos foram se preparando para o grande dia da inauguração. A criança que deu a sugestão do nome vencedor fez a placa junto com sua turma. Escreveram "Re Re Re Realengo", e acrescentaram desenhos de flores na estrutura de madeira. Colocaram na entrada do refeitório, cobrindo com um pano vermelho, para ninguém ver antes da hora.

Outros grupos também fizeram quadros que contaram com a ajuda da equipe de manutenção da escola para serem pendurados, confeccionaram enfeites para as mesas e cardápio com desenho das comidas que havia no refeitório.

Uma professora imprimiu um papel no qual estava escrito "chefes do restaurante" e o nome das cozinheiras, concretizando mais uma ideia que surgira: haver "chefe de cozinha para falar das comidas".

Figura 3. Cozinheiras ao lado da placa com seus nomes como chefes de cozinha

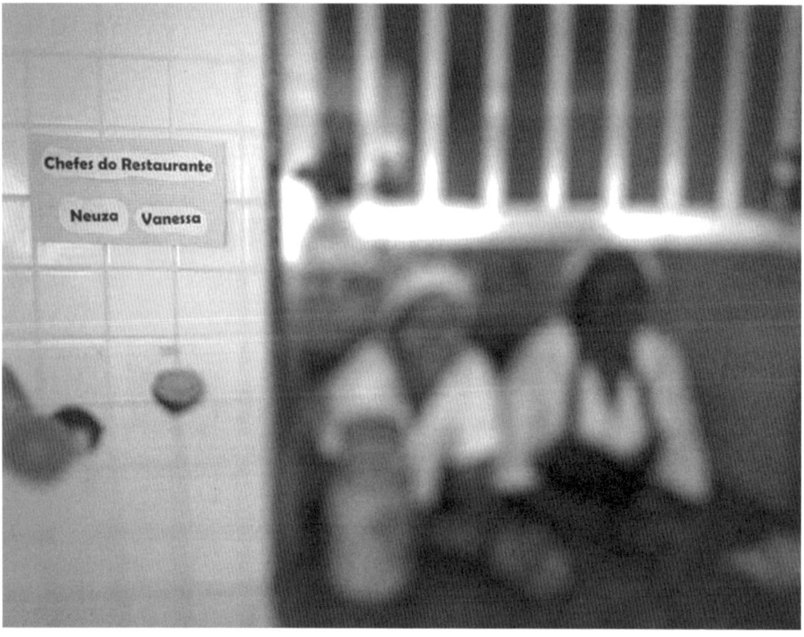

Fonte: Acervo da escola.

A equipe de música se comprometeu a estar presente no dia, atendendo à ideia da música ao vivo. Os aventais, a essa altura, já estavam prontos e um aparelho de fax com telefone foi pensado para ser a caixa registradora.

Figura 4. Caixa registradora com o cardápio na mesa

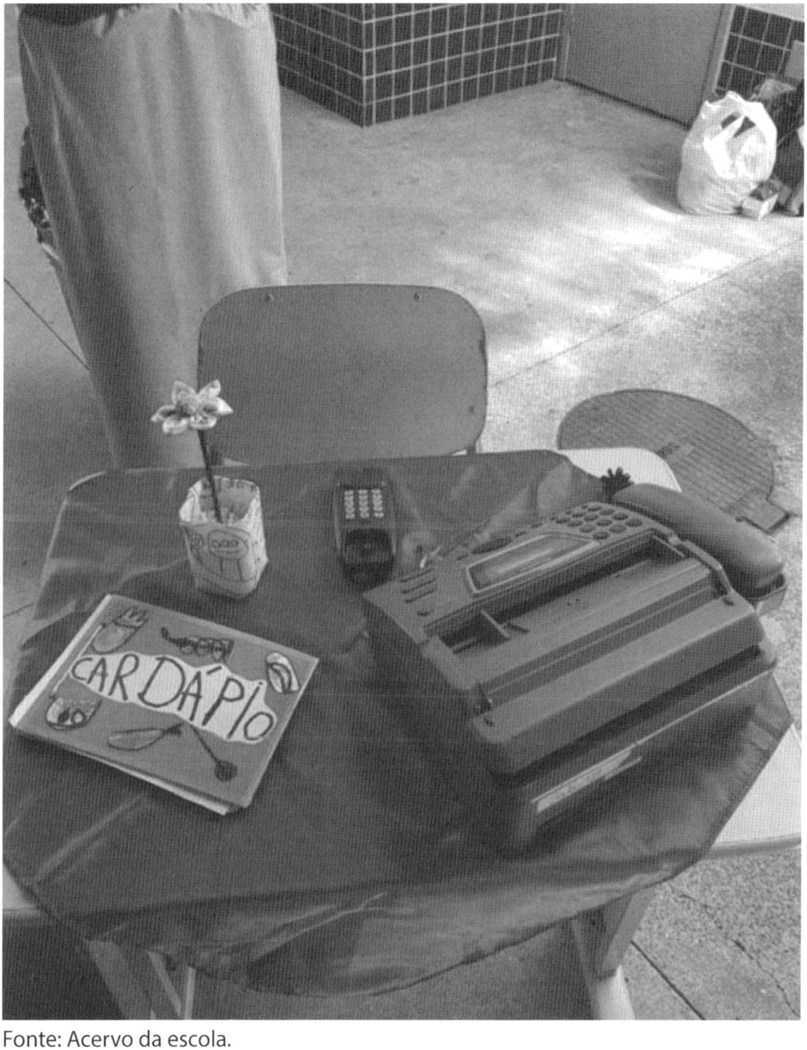

Fonte: Acervo da escola.

Figura 5. Espaço do restaurante

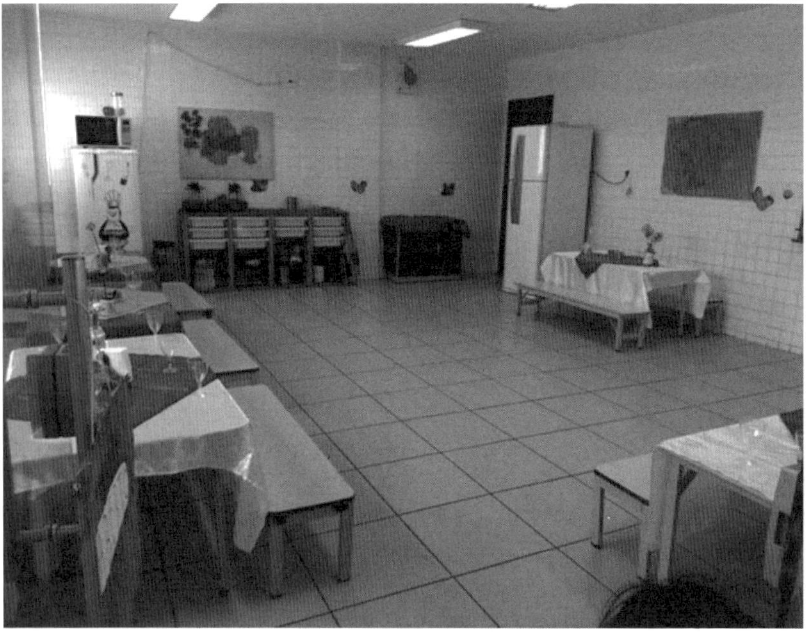

Fonte: Acervo da escola.

Considerações sobre o projeto do restaurante "Re Re Re Realengo"

Renomear o refeitório foi uma forma de as crianças dizerem que nem todas as condições naquele espaço as agradavam. O que elas queriam que tivesse todo dia? Não é o restaurante que conhecem, que imaginam, que tem um valor comercial, mas é um espaço criado por elas, que tem toalhas coloridas nas mesas, tapete vermelho e grande estátua de comida.

Todos na frente do restaurante imaginado pelas crianças, com os olhos arregalados, peitos estufados pela respiração mais ofegante. No grande dia, havia um pano cobrindo a placa com o nome escolhido, uma fita na porta de entrada, esperando para ser cortada. Havia uma placa com a palavra "Fechado" aguardando para ser virada e mostrar

"Aberto" escrito do outro lado. Algumas crianças estavam de fantasia, afinal, segundo elas, era um dia importante. Os adultos também estavam na espera da culminância do projeto, e eu confesso que estava muito emocionada. 1, 2, 3 e jáááááááá... A faixa foi cortada. Todos foram entrando no ambiente, acomodando-se, observando tudo, como os quadros feitos com desenhos de frutas, as toalhas nas mesas, os enfeites de flor. Um clima especial estava no ar. Uma criança disse que o que ela mais gostou foi do quadro, outra falou que achava que, se penduravam flores, era para ficar chique. E elas foram se reconhecendo e se surpreendendo no que viam: "Eu que fiz aquele quadro"; "Minha turma veio de fantasia, porque esse restaurante é chique"; "Olha, tem avental!"; "Eu gosto de almoçar do lado de fora, pois é ao ar livre, e é gostoso ficar olhando a escola". Foi quando uma das crianças parou, olhou o restaurante que ganhou o nome de Re Re Re Realengo, para homenagear o bairro onde fica a escola, e, no meio de tudo o que estava acontecendo, disse com palavras, emoções e corpo: "Eu queria que minha família estivesse aqui. Eu queria que todos os dias fossem assim" (Caderno de campo).

Trago o conceito de comensalidade (Moreira, 2010), que diz que alimentação não é só comida, é com quem se come, onde, como – problematizações que as crianças apresentaram e que são muito importantes principalmente na escola, que é um lugar de tantas trocas e partilhas culturais e sociais.

Depois da culminância, as crianças gravaram vídeos falando sobre como tinha sido aquele dia. Mesmo o restaurante tendo trazido tantos novos elementos pedidos por elas, as crianças falaram que o que elas mais gostaram foi da comida. A comida que era do refeitório, a de todo dia, a que as leva para esse espaço. Porém, elas desejaram que essa comida viesse acompanhada de guardanapo e flores.

Do meu caderno de campo, nos registros desse projeto, trago um relato de outra professora, que me chamou muita atenção na época, sobre o uso do guardanapo pelas crianças e que eu registrei com minhas palavras:

Uma turma se organiza para ir almoçar no restaurante. Dia seguinte da inauguração, todos ansiosos com o novo espaço. Uma menina corre em direção a sua mochila dizendo que precisa pegar algo muito importante. A professora espera. Ela abre sua mochila cuidadosamente e tira um guardanapo um pouco amassado de dentro. A professora olha curiosa para ela, que se antecipa em responder: "Eu peguei esse guardanapo ontem no restaurante e guardei pra usar hoje de novo. Quero usar todo dia o guardanapo". Silêncio, que como um arrepio percorre todo o corpo, calando, falando! (Caderno de campo).

O uso do guardanapo retrata uma reivindicação das crianças, de um direito delas de usá-lo, assim como de conversar sobre o cardápio, de querer que suas famílias também estejam com elas nesses espaços. Em um grande momento das crianças, com seus pares, elas se reuniram e falaram para os adultos que desejavam mais do que comida. Esse movimento pode ser nomeado por cultura de pares, que é definida como "conjunto estável de atividades ou rotinas, artefatos, valores e preocupações que as crianças produzem e compartilham em interação com as demais" (Corsaro, 2011, p. 128). Em uma linguagem delas, nas suas trocas de olhares, imaginaram ouvir música enquanto comiam.

A culminância desse projeto possibilitou reflexão e discussão na escola inteira. Envolveu a negociação entre adultos e crianças dos desejos que estas compartilharam que gostariam que se realizassem no restaurante delas, no que aconteceu e no que não aconteceu pelo acordo e pela mobilização dos adultos. Envolveu a problematização do coletivo de professores, já que, depois da inauguração, cada turma usava os elementos que chegaram com esse projeto de uma forma diferente, revelando a necessidade de conversas, cuidado, organização e manutenção do espaço. Questões relacionadas ao uso do dinheiro de mentira, ao caixa, à música ao vivo, à utilização dos aventais, dos enfeites da mesa foram problematizadas, além das questões cotidianas sobre licitações, merendas, utensílios, ar-condicionado e limpeza do lugar.

As questões práticas de tempo curto para comer, espaço apertado e organização desse momento precisam ser consideradas dentro da brincadeira que as crianças criaram. Porém, percebi na fala das crianças que o restaurante delas não era o de todo dia, era o eventual, o que elas se preparavam para ir, apontando um caminho de que essa brincadeira não precisaria ser todo dia, que poderiam viver outras coisas nesse espaço, que poderiam brincar e fazer fofoca.

Muitos professores, de diferentes escolas, sabendo do meu interesse pelo tema, vieram me procurar para dizer que as crianças de suas escolas também brincam de restaurante. Reflito, então: se, no refeitório, não é possível brincadeira, talvez no restaurante seja.

O que o restaurante trouxe para as crianças e o que trouxe para os adultos? Para as crianças, paredes mais coloridas, música, taças, farofa, aventais e uma placa na entrada do refeitório, como um lembrete de que aquele lugar não tem só comida, tem histórias. Para os adultos, uma oportunidade de conhecer mais das crianças, dialogar com elas, além de se verem em seus desafios cotidianos na docência.

Referências

ABRANTES, P. Para uma teoria da socialização. *Sociologia*: Revista da Faculdade de Letras da Universidade do Porto, Porto, v. 21, 2017. Disponível em: https://ojs.letras.up.pt/index.php/Sociologia/article/view/2229. Acesso em: 16 abr. 2024.

CORSARO, W. A. *Sociologia da infância*. Porto Alegre: Artmed, 2011.

MOREIRA, S. A. Alimentação e comensalidade: aspectos históricos e antropológicos. *Ciência e Cultura*, v. 62, p. 23-26, 2010. Disponível em: http://cienciaecultura.bvs.br/pdf/cic/v62n4/a09v62n4.pdf. Acesso em: 16 abr. 2024.

PEREIRA, R. M. R. Infância e cultura. *In*: *Ser criança na Educação Infantil*. Brasília: MEC/SEB, 2016, v. 1, p. 45-77.

9
CONVERSA ENTRE PROFESSORAS SOBRE UM TEMPO DE INVENTAR O QUE COMER NA ESCOLA COM AS FAMÍLIAS, A NUTRICIONISTA E AS CRIANÇAS

Débora de Lima do Carmo
Tatiana de Freitas Ordonhes de Mello

Uma conversa não é apenas uma tomada de posição; é, sobretudo, uma forma de exposição: me exponho à intempérie da incompreensão, da intraduzibilidade, do que não sou capaz de dizer, da impotência. E me exponho, também, ao que virá e não se pode saber de antemão, me exponho à outra exposição. E assim, penso.
Skliar (2018)

Um convite à conversa

Caros leitores, queremos partilhar com vocês a alegria que foi receber o convite das organizadoras deste livro saboroso para escrevermos juntas sobre um projeto de transformação do momento do lanche em uma instituição pública federal de educação infantil com atendimento a crianças de 3 a 5 anos, situada no município do Rio de Janeiro, projeto que teve um maior investimento da equipe no ano de 2018, mas que vinha e vem sendo pensado por todos por longo tempo. Neste texto, refletimos sobre o tempo de revisitarmos as perguntas: quais os nossos desejos para as crianças e famílias que passam pela educação infantil? O que queremos realmente viver nesse espaço-tempo que é a escola? Nossa escola é composta por professores e professoras comprometidos, estudiosos e interessados nas crianças. Diante dos muitos incômodos que observamos e sentimos em relação à oferta de alimentação vinda das casas das crianças em lancheiras individuais, realizamos alguns encontros de equipe para discussão de pontos importantes no que se refere a essa temática. Nessa conversa, destacamos que compreendemos a alimentação como uma prática cultural, bem como o acesso a uma dieta saudável como direito constitucional. Nesse sentido, apostamos no movimento de reinvenção, para que as crianças possam usufruir de um lanche com significativo valor nutricional. Nessa nova trilha alimentar, fomos atravessadas por inúmeras narrativas de crianças e familiares que escancararam as desigualdades sociais que assolam nosso país, firmamos pactos coletivos e, também, observamos cenas mais acolhedoras no cotidiano escolar serem desveladas.

Portanto, o que vamos narrar não é o início nem o fim de um projeto, mas uma experiência recortada do período nos anos de 2018 e 2019, antes do início da pandemia de covid-19, considerando que todo o conhecimento produzido na vida e na escola se mistura e é circular. Na roda da vida, nos novos encontros, com a chegada e partida de pessoas nos projetos, ele está sempre se renovando e se transformando. Escolhemos uma metodologia de escrita baseada nas conversas orais (Ribeiro; Souza; Sampaio, 2018), orientando-nos pelas práticas culturais dos povos pertencentes às matrizes do Brasil (africana e indígena), na troca de saberes olho no olho, ao pé do ouvido, ao redor de um prato, uma bacia ou panela, com algo quentinho que acolha todo o corpo de quem está na roda. A experiência narrada por alguém que já viveu algo não é uma receita a ser repetida. Muito pelo contrário: é um convite a crianças, jovens e adultos para que passem pela vida sem se perderem do fio das suas próprias histórias, aproveitando a sugestão de alguns ingredientes propostos pelos seus mais velhos, para que possam criar seus próprios temperos e perfumes, mas sem esquecerem as raízes que constituem as memórias de seu povo, de seu território, e que os mantêm com os corpos firmes na existência na Terra. A oralidade que é compreendida em todo o seu potencial de agregar, de aproximar, de afetar e de cuidar e que não se afasta do gesto, do manifesto das escolhas de cada um pela vida.

Dessa perspectiva vamos escrever buscando manter uma trama horizontal entre as nossas vozes, as das famílias, das crianças e de autores e estudiosos da filosofia (Spinoza, 1983), da biologia do conhecimento (Maturana; Verden-Zöller, 2004), da educação (Tiriba, 2018) e da sociologia da infância (Sarmento, 2004), para mostrar como nossas escolhas estão entremeadas por uma rede de afetos que nos constituem pela vida e pela nossa formação como professoras e pesquisadoras.

> Para alguns estudiosos, o problema todo se resume em saber se é possível conceder à oralidade a mesma confiança que se concede à escrita quando se trata do testemunho de fatos passados. No meu entender, não é esta a maneira correta de se colocar o problema. O testemunho, seja escrito ou oral, no fim, não é mais que testemunho humano, e *vale o que vale o homem* (Hampaté Bâ, 2010, p. 168, grifo nosso).

Para Hampaté Bâ, a oralidade tem uma vibração outra da palavra. Nossas vozes, trazidas aqui, desejam vibrar novas experiências singulares, novas conversas singulares. Portanto, nos próximos parágrafos deste texto que conversa, abordaremos a vivência do projeto alimentar que trouxe alterações para as dinâmicas da relação com o lanche vindo da casa das crianças e as implicações escolares e familiares desse processo.

Para um começo de conversa: O que nos incomodava na proposta de lanche da escola

Tatiana: Bem, Débora, já que fomos convidadas para escrevermos juntas sobre o projeto dos lanches coletivos na instituição onde atuamos, achei que seria interessante conversarmos e nos aproximarmos para escrever sobre o que não conseguimos ver, mesmo estando juntas no mesmo projeto. Aquilo que não conseguimos alcançar, por estarmos em funções diferentes – você na sua sala e eu na direção; eu na sala de vidro e você pelo pátio com as crianças, no refeitório. Como seria interessante descobrirmos o que aconteceu nesse espaço-tempo de distância entre a direção e a sala de aula, entre a nutricionista, as merendeiras na cozinha e o refeitório. Sabermos o que nos aproximou e nos afastou durante todo o projeto poderia nos trazer dados interessantes sobre a vida da escola, sobre essa vida que pulsa e em que acontecem coisas em uma velocidade, em um clima escolar, em um movimento que é irreplicável. Como podemos narrar essa experiência que não pode se replicar, mas que é interessante rememorar, para que algum educador possa se aproveitar de algo, possa se divertir ou mesmo se inspirar? O que você acha de contarmos uma para a outra aquilo que não foi possível vermos da experiência da outra?

Débora: Então, vou começar do começo. Primeiramente, eu fiquei muito impactada quando entrei na escola, em 2017. Eu entrei circulando por algumas turmas, não assumi diretamente uma turma em específico. Nesse trânsito, notei que já tinha um contorno em alguns grupos de se identificarem com algum nome de fruta.[1] Logo, o assunto alimentação me pareceu estar presente

1. Algumas turmas receberam nomes que as identificavam com base nos projetos que aconteciam no grupo ou em temas de interesse das crianças. Alguns exemplos de turmas que se nomearam baseadas no assunto alimentação: "Turma Maçã", "Turma Melancia".

em algumas turmas, como projeto. A turma em que eu entrei como professora em 2017 era um grupamento de cinco anos, composto por 18 crianças, com uma realidade econômica muito diversa. Nessa turma, a gente via o quanto as lancheiras estavam ali na disputa de relação entre as crianças, muitas delas barganhando também amizades pelo que traziam na hora do lanche. E um lanche que tinha como oferta principal uma quantidade grande de açúcar e uma quantidade muito grande de gordura. Era muita coisa industrializada. Um excesso de lanches que vinham plastificados e uma produção significativa de lixo a cada momento de lanche que as crianças viviam.

Tatiana: Excesso de conservantes, excesso de corantes.

Débora: Exatamente, sim. Um valor nutricional muito baixo que as crianças traziam. No entanto, tínhamos uma criança na turma que destoava das outras do grupo, porque a mãe investia em uma alimentação mais nutritiva. Abro um parêntese importante nessa conversa, para dizer que essa responsável era uma mulher branca com uma situação econômica estável e aparentemente confortável. A criança sempre trazia fruta picadinha, às vezes granola feita pela mãe, uma granola artesanal. Essa criança tinha uma mãe que questionava a oferta de lanche da escola com frequência. Era uma mãe que trazia os incômodos que também sentíamos em relação à oferta da escola. Por outro lado, tínhamos outra criança nessa turma com questões de vulnerabilidade social, que não trazia lanche e, quando trazia, era um "polvilho de um real", vendido no trem, e estava sempre querendo experimentar o que as demais crianças traziam. E aí, ou pegava o lanche escondido na mesa ou alguma criança compartilhava, mas eram raras as vezes em que isso acontecia. Essa criança até mesmo apresentava uma atitude alarmante, quando corria para a lixeira para procurar uma sobra alimentar ou caixinha de suco, que sacudia para beber o que restava. Era uma criança que estava sempre circulando na mesa do lanche para olhar o que as outras estavam comendo e que ela não tinha acesso. Igualmente importante pontuar que se tratava de uma criança negra. Como diz Rosemberg (2006, p. 54): "A desigualdade social brasileira apresenta forte associação com cor/raça, região fisiográfica de residência e idade do cidadão: as melhores rendas e os maiores benefícios sociais são apropriados pelos segmentos branco, adulto e residente no Sudeste e Sul". Cenas de muito desconforto as que vivíamos ali, que nos fizeram pensar a respeito do que estávamos fazendo em relação a esse momento do lanche, principalmente porque se tratava de uma escola pública na sua diversidade de crianças, familiares, situações econômicas etc. Compreendemos a alimentação com um conteúdo da educação infantil, já que, para nós, o lanche não é só um intervalo ou um momento para as crianças comerem e retornarem para alguma atividade mais interessante. O próprio momento do lanche é compreendido como uma *prática cultural*.[2] E o que estávamos deixando de olhar ali? Não passar por aquele momento como um momento do dia a ser cumprido.

Tatiana: Muito interessante você trazer seus olhares de quando chegou na escola e depois seu olhar já estando em turma. Eu fico pensando nas experiências que vão perpassando os nossos corpos e vão tomando lugar e nem percebemos bem quando um assunto começa e quando ele ganha corpo a ponto de ser elaborado e transformado em ações práticas. É muito bom você trazer essas percepções, porque vejo que as famílias também já tinham esse incômodo com os alimentos do lanche. A mudança não surgiu do nada. O incômodo estava ali e, considerando os diferentes olhares de várias pessoas, o novo contexto institucional, com a entrada de novos componentes na gestão, resolvemos parar e olhar para essa questão, diante de tantas outras. Muitos de nós já havíamos olhado para esses instantes em que as crianças caminhavam até o refeitório. A alegria desse movimento. Mas e as crianças que não tinham merendeiras, o que elas iam fazer no refeitório? Elas iam consumir o biscoito "rosquinha" e *cream cracker* que eram então servidos todos os dias na escola. Mas como é que elas se relacionavam com o sentimento de não trazerem lancheiras de casa? Como é que elas se sentiam

---

2. "O ato de comer e de nutrir-se é muito mais que um ato instintivo movido pela sensação de fome. Seres humanos não se alimentam com ferro, proteínas e vitaminas. Nós nos alimentamos com refeições, que são socialmente produzidas desde o momento de semeadura e colheita de culturas alimentares diversificadas até o momento do preparo e da partilha. Seres humanos, ao longo de sua evolução, desenvolveram uma relação complexa com o processo alimentar, transformando-o em um ritual rico de criatividade, partilha, amor, solidariedade e comunhão entre seres humanos e com a natureza, permeado pelas características culturais de cada comunidade e agrupamento humano" (Valente, 2016 *apud* Fontolan; Lima, 2022, p. 2).

nesse ambiente? Parecia reverberar uma atmosfera de exclusão. A escola desejava ser um ambiente de acolhimento, mas, de cara, já na chegada, uma prática antiga da instituição, de permitir a entrada de lancheiras, propiciava que algumas famílias de situação financeira mais vulnerável experimentassem exposição e exclusão.

Essa desigualdade ia se revelando também em outros momentos, em muitas outras situações na escola, como nos eventos em que eram solicitados alimentos, como um prato de doce ou salgado, para os lanches coletivos, e em muitos outros momentos de exclusão que nossos olhos não foram capazes de enxergar. Mas nós, educadores, vamos refletindo, juntando nossas percepções, e chega aquele momento que conseguimos nos posicionar e dar um basta. Sentimos: como é que eu vou continuar caminhando com essas crianças sem olhar para isso? Eu fico pensando no que essa nossa experiência pode contribuir, por exemplo, para uma escola que não tem a prática de uso de merendeira e só oferece a comida da escola. Eu creio que nossa conversa contribui para uma discussão mais ampla sobre as manifestações de poder e desigualdade que atravessam o cotidiano da educação infantil. O mesmo poder exercido pela posse de uma merendeira, de uma lancheira de personagem, de um bolinho da marca conhecida, de um lanche comprado... ele também está presente em uma mochila, pode estar em um tênis de brilho, em um brinquedinho que vem escondido na mochila e que uma criança ganhou no restaurante de *fast food* e que a outra não tem. Precisamos estar sensíveis a isso e pensar como é que cuidamos desses afetos nessa faixa etária. Nos meus quatro anos em turma, antes de chegar à direção, eu também tinha turmas que usavam lancheiras e, em algumas delas, essa situação foi gritante. Crianças entristecidas por não terem o biscoito recheado. No geral, o biscoito recheado era uma moeda de troca. Uma moeda de amizade. Sem dúvida, foi uma alegria poder sentar naquela reunião com o grupo de professores e ver que estávamos vendo juntos e nos perguntando: vocês têm visto? Têm percebido? E ali, quando vocês trouxeram os relatos das outras turmas, para mim, para o meu eu-professora, foi muito reconfortante saber que eu não estava só e que poderíamos fazer algo a respeito.

As muitas conversas entre os educadores, as famílias e a nutricionista

Tatiana: Agora, que já comentamos sobre o que nos incomodava, vamos conversar sobre como tudo aconteceu? Vou te contar o que marcou a memória desse tempo, desse projeto. De início, quando eu recebi o convite para participar da gestão naquele período, íamos transitar de um ano para o outro em três dias. Então, eu tinha dois dias de reunião com a equipe para organizar e reorganizar toda a parte pedagógica e ver o que teria continuidade ou não da gestão anterior para a seguinte. Era um marco assim de recomeço; então, eu resolvi trazer o tema da alimentação com base no regimento interno,[3] pois ele continha um tópico que tratava das proibições, como do chiclete, da bala. Já tínhamos feito acordo nos anos anteriores do que os estudantes não podiam trazer, evitar frituras, evitar excesso de corante, mas, ainda assim, isso não dava conta dessa realidade de crianças e famílias que não podiam trazer lancheira, e também havia uma questão de muito desperdício do almoço, o que deixava as merendeiras muito incomodadas com a quantidade de almoço da merenda que ia para o lixo. Percebíamos, também, que aquela lancheira com sobras do lanche era a fuga das crianças para não almoçarem. Eu tenho na memória a equipe toda sentada ali no chão daquela sala de música – acho que os professores das outras linguagens[4] também estavam, mas não tenho certeza –, e todos puderam falar um pouco de como cada um estava vendo a questão da alimentação. Chegamos à conclusão de que era algo em que tínhamos de mexer radicalmente naquele momento. Não dava para ir além. Então, combinamos que falaríamos com a nutricionista da escola, para saber da viabilidade de melhorar o lanche oferecido e da viabilidade de transformar o lanche

3. Esse documento, de uso exclusivamente interno, voltado para os responsáveis, foi construído em 2015 pela equipe pedagógica, com o objetivo de registrar alguns acordos institucionais básicos e algumas práticas pedagógicas que já ocorriam desde 2014. Sua revisão bianual se dá com toda a equipe, a fim de pactuar coletivamente uma unidade nas propostas pedagógicas mais gerais e comuns a todas as turmas e que serão apresentadas às famílias e aos funcionários novos, todos os anos.

4. Chamamos de professores de "linguagens" aqueles que atuam pelos departamentos de educação musical, informática educativa, artes visuais e educação física.

individual, a lancheira, em um lanche coletivo, se fosse necessário. A gente não queria caracterizar como um lanche de festa. Era para ser uma espécie de novidade, somente para complementar o lanche da escola. Seria um lanche somente para enriquecer um pouco mais aquele que tínhamos na escola, que era uma garrafinha de suco adoçado, muitas vezes contendo muito açúcar, e biscoitos doces no formato de rosquinhas e um biscoito salgado do tipo *cream cracker*, que as crianças com o tempo se negavam a comer, porque eram o lanche disponibilizado repetidamente. Só que ainda não sabíamos se a nutricionista permitiria. O primeiro passo foi o diálogo com os professores. Votamos,[5] e praticamente todos foram a favor do lanche coletivo, desde que a nutricionista aprovasse e combinássemos com as famílias como seria. O segundo passo foi convocar todos os pais representantes de cada turma. E aí, já na primeira reunião de pais, combinamos de ter um papo com os familiares das crianças sobre isso. Então, reunimos os pais representantes e a nutricionista, apresentamos os fatos. Não tínhamos uma proposta fechada, mas tínhamos uma questão e convidamos todos a nos ajudarem a resolvê-la. Conversamos abertamente com os pais sobre a situação que estávamos vivendo, de algumas crianças que não tinham lancheiras, de outras cujas lancheiras eram muito enriquecidas com alimentos industrializados e da situação crônica da dificuldade de as crianças se alimentarem bem. As que saíam no turno da manhã sem almoço e ficavam, muitas vezes, até quase até 13h30 ou 14h na condução, sem almoço, porque tinham comido o resto do biscoito da lancheira. Algumas chegavam em casa e não almoçavam mais, porque já estava muito perto da hora do lanche da tarde. Isso tudo estava interferindo de maneira muito grave na nutrição daquelas crianças. Nessa conversa, sensibilizamos os pais com as narrativas detalhadas do que estava acontecendo. Não escondemos a verdade. No turno da tarde também, muitas vezes, as crianças não almoçavam na escola, porque sabiam que tinham um lanche na merendeira, que poderiam lanchar às 15h. Uma conjuntura de grande desperdício de comida boa. Um desrespeito àquela comida que havia sido feita ali na hora,

5. Após longo debate, o grupo defendeu que, no longo prazo, fizéssemos uma carta solicitando melhoria na oferta de alimentos no lanche da escola e que, no médio prazo, conversássemos com a nutricionista e as famílias sobre a possibilidade de termos um lanche semanal coletivo.

fresquinha. Então, com isso, ganhamos o respeito, a atenção e a escuta da nutricionista[6] também. Quando perguntamos se podíamos retirar o uso das lancheiras individuais, ela respondeu que sim, que nada impedia legalmente que o projeto acontecesse, desde que trouxéssemos alimentos saudáveis nas situações de lanche coletivo. Então, o combinado foi que haveria uma melhoria no lanche diário da escola e que, uma vez por semana, haveria a possibilidade de envio de um lanche coletivo saudável. Este foi o combinado: bolo sem recheios e pão uma vez por semana e fruta liberada todos os dias. Não podiam trazer queijos, embutidos, biscoitos. Ali, conseguimos acordar, com todos os pais representantes, que faríamos o projeto dessa forma. Em seguida, orientamos os professores de turma para que, nas reuniões de responsáveis de cada turma, acordassem com os pais da turma se haveria o lanche coletivo, se haveria outros alimentos da lista permitida ou somente o envio de frutas. Esse combinado seria por turma. A maior parte das turmas ficou bem à vontade para fazer um lanche coletivo por semana. Uma ou duas turmas solicitaram que liberássemos o consumo de manteiga ou requeijão para passarem no biscoito salgado da escola. Pediram para acrescentar na lista que a nutricionista aprovou de pão sem recheio, bolo sem recheio e frutas liberadas, a manteiga e/ou o requeijão. Alguns professores, por conta própria, fizeram uma lista com os pais, indo além dos itens aprovados pela nutricionista. Achavam que presunto, queijo prato, bolo recheado e iogurtes poderiam ser considerados saudáveis. Precisamos conversar, afinar, explicar que a mudança de projeto já era bem grande e precisávamos estar atentos aos combinados com a nutricionista. Lembro-me de uma turma que preferiu ficar só com frutas no lanche coletivo, para experimentar se seria suficiente. Então, Débora, eu queria saber como foi a conversa com as famílias e tudo isso na sua turma.

---

6. Diante da situação apresentada pela direção, a nutricionista acordou que, a partir daquele momento, a instituição ofereceria às crianças leite com achocolatado, um suco, frutas e biscoitos todos os dias. Com isso, algumas turmas optaram por não inserir o lanche coletivo como proposta, deixando apenas o envio de frutas liberado.

Afinal, o que é saudável, então?

Débora: Nessa turma de 2017, tínhamos a sorte de ter uma mãe que oferecia uma alimentação mais cuidadosa, que mencionei no início desta conversa. O filho dela destoava dos demais, com uma alimentação mais nutritiva na lancheira. Essa mãe ficou muito entusiasmada com a proposta e animou muito o coletivo de responsáveis da turma, porque é importante ter alguém para motivar e mobilizar. Então, sentimos que ela seria uma agente mobilizadora para fazer a proposta acontecer, pois, quando trouxemos a discussão para a reunião de responsáveis, o convite para que as famílias se autogerenciassem e auto-organizassem para que o lanche fosse trazido com certa regularidade, dentro dos combinados da escola, dentro dos combinados atualizados, houve muito receio quanto ao envio do lanche: "Nem sempre consigo ir ao sacolão na semana"; "Mas meu filho não come fruta e, se o combinado é fruta, o que ele vai comer?". Ter aquela mãe entusiasmada na turma nos ajudou, por exemplo, a fortalecer a iniciativa. Ela sugeriu uma escala entre os responsáveis das crianças para o envio semanal de pães, rosquinhas e, principalmente, frutas. Sugeriu também que alguns responsáveis trouxessem uma garrafa de dois litros de suco de fruta. Havia a lista da escola, e também a lista que essa mãe fez e que ajudava bastante a variar o repertório de lanche, para que não ficasse sempre no pão, no suco de uva e nas frutas, principalmente, banana e maçã. Então, variamos bastante o repertório de frutas. Essa mãe, de alguma forma, contagiava as demais.

Tatiana: Você estava falando das variedades, e seus olhos brilharam quando falou da variedade de frutas. Eu me lembro não só da variedade, mas da arrumação das mesas.

Débora: Sim, havia um cuidado em fazer com que esse momento fosse prazeroso para as crianças. Um momento de partilhar o que a turma estava trazendo, ver o que o outro estava experimentando, para que, talvez, fosse um convite para experimentar também. Nós fomos percebendo que, nesses momentos de partilha, novas narrativas vinham junto: "Ah, eu comia banana com meu avô"; "Esta fruta minha mãe corta assim"; "Eu prefiro comer sem casca"; "Pode engolir o caroço?"; "A gente podia plantar a semente"; "Como é que descasca?"; "Essa fruta tem no meu quintal"; "O suco de maracujá foi meu pai quem fez. É uma delícia!". Desse modo, outras conversas surgiram em virtude de ter uma oferta diferente de lanche. Anteriormente, quando o lanche era individual e tinha um bolinho industrializado, suco de caixinha com personagens, a conversa era um pouco em torno disso, dos personagens nas embalagens industrializadas, da competição do lanche mais caro, da embalagem mais barulhenta. Conversas que giravam em torno do valor monetário dos itens da lancheira e da própria lancheira. Não à toa, as crianças ficavam eufóricas no início do ano letivo, porque costumavam falar de seus desejos de trocar a lancheira por outra que está na moda, uma lancheira nova junto com a mochila caríssima. Um mercado completo e complexo de estímulo ao consumo desse público. Sarmento (2004, p. 15) destaca essa discussão quando diz que "as crianças contam na economia". Quando se mudou o lanche, mudaram as conversas entre as crianças. Vimos que as crianças que não traziam um lanche adequado, ou nem traziam lanche, foram se sentindo pertencentes ao grupo. Era garantido que todas iam ter lanche, que todas lanchariam algo ali. Algo com valor nutricional. Cabe dizer aqui, também, que havia certa ansiedade das crianças da turma a respeito da participação de seus familiares nesse pacto. Algumas falas vinham com certo receio de viver o que as crianças expressavam como constrangimento, caso os responsáveis não enviassem o lanche acordado na escala. Mas houve também muitas descobertas. Tinha criança que não sabia como descascar uma banana. Não é que não soubesse o que era uma banana, mas talvez recebesse a banana cortada. Então, as crianças foram aprendendo a descascar a fruta. Foram se dando conta de que a maçã tem sementes bem pequenas e de outros detalhes: "Pode comer essa parte verde da melancia?". Enfim, uma gama de experiências, que as crianças foram tendo e vivenciando após a escola se posicionar em relação à alimentação. Parece muito simples, mas isso trouxe muita mudança para as relações na escola. E o que notamos na turma foi que, como havia essa mãe responsável como grande mobilizadora, nós, professoras, conseguimos caminhar com a proposta até o fim do ano letivo. Cabe dizer que, em outras turmas, o combinado do lanche coletivo foi perdendo um pouco o fôlego, em razão de outros atravessamentos escolares, como dificuldade de armazenamento do lanche semanal, não adesão de algumas famílias, resistências de algumas crianças, entre tantos outros. Algumas famílias se posicionavam de forma mais incisiva: "Meu filho não está comendo;

então, eu vou oferecer um pão com ovo"; "Eu dou bolo de chocolate ou ele não lancha nada". Foram surgindo algumas pressões. Sentimos que ou cedíamos, para a criança pelo menos comer, ou não tínhamos muitas estratégias imediatas. Também estávamos experimentando outra forma de lidar com o lanche. Conforme os anos foram passando, muitas coisas aconteceram na escola: problemas com as licitações das empresas que faziam a entrega dos alimentos, ocasionando falta de merenda; os protocolos da pandemia de covid-19, que restringiam a partilha dos alimentos. De todo modo, estamos sempre nesse lugar de discutir sobre a alimentação que oferecemos. Fomos percebendo que era uma insistência nossa cuidar desse lanche que vinha sendo trazido, e, depois, cada turma foi gerenciando se ia manter o lanche individual ou o coletivo, mas, de alguma forma, esse cuidado permaneceu. Eu me lembro de que, ainda no pacto do lanche coletivo, as famílias faziam uma pergunta recorrente sobre o que é uma alimentação saudável: "O que é saudável, então?". Dizíamos: "Não pode bolo recheado e nem biscoito recheado". "Então, danoninho pode?"; "Ah, danoninho tem muito açúcar!"; "Ah, então, o que é saudável?". Fomos nos dando conta também das questões culturais em relação ao que as famílias indicavam na escolha do lanche, para além da questão econômica, do custo do produto. A instituição escolar está situada em Realengo, um bairro periférico da Zona Oeste da cidade do Rio de Janeiro. Boa parte do entorno do bairro tem rastros de uma agricultura urbana, territórios próximos que compõem uma agrobiodiversidade, assim como o maciço da Pedra Branca, que circunda o bairro. Temos perdido um pouco dessa relação com o alimento que vem da terra, mesmo em um bairro com relação histórica de trabalho com a terra. Tal apagamento histórico é notável na fácil oferta de industrializados e ultraprocessados no comércio local, diminuindo o acesso das pessoas a uma alimentação adequada, fresca e saudável. O conceito de *deserto alimentar*[7] nos ajuda a pensar sobre

7. "No que tange à acessibilidade aos alimentos, essa construção social, ambiental, econômica e cultural, que desvaloriza pessoas e que impacta no acesso (econômico e geográfico) e controle dos alimentos, tem sido denominada como '*apartheid* alimentar', na qual a questão racial está diretamente relacionada (Campus Environmental Center [CUV], 2021). A questão geográfica é uma barreira no acesso aos alimentos *in natura* e culturalmente adequados. A presença de pântanos e desertos alimentares nas periferias brasileiras traz à tona o problema

algumas das pressões familiares dentro do pacto, que fala justamente do quanto as pessoas têm dificuldades no acesso a uma alimentação mais adequada, com valor nutricional considerável, do quanto a oferta de alimentos gordurosos, enlatados e plastificados e tudo o mais é muito mais fácil e mais barata do que outro tipo de alimentação. Ao mesmo tempo, uma contradição, porque é um território em que se tem, muito próximo, o maciço da Pedra Branca, onde existem alguns quilombos que têm uma produção intensa de agricultura familiar, uma agricultura urbana que poderia estar muito mais próxima das pessoas. No nosso entender, isso aponta para mais um dos tentáculos do racismo (Njeri, 2019), que é o racismo ambiental,[8] pois Realengo é um bairro que tem na origem do seu nome a memória do período histórico do regime escravista (Realengo significa Real Engenho). Além disso, nos estudos do racismo, há um conceito chamado de *nutricídio*.[9] Então, temos a possibilidade de nos aproximarmos de uma alimentação mais saudável nessa relação com a terra, mas o que vende e o que chega mais rápido para as crianças é o consumo de alimentos industrializados. Logo, é uma briga grande entre as escolas, as famílias e o que é oferecido no seu entorno.

---

dos ultraprocessados nas dietas das pessoas mais pobres que, por serem, muitas vezes, alimentos de fácil acesso, mais baratos e com maior durabilidade, acabam os consumindo em detrimento de alimentos *in natura* ou minimamente processados – que são essenciais para dietas saudáveis, conforme recomenda o *Guia alimentar para a população brasileira* (Brasil, 2014; Instituto de Defesa do Idec, 2019)" (Fontolan; Lima, 2022, p. 5).

8. "O termo é utilizado para fazer referência à discriminação que populações marginalizadas ou compostas de minorias étnicas sofrem a partir da degradação ambiental". Disponível em: https://jornal.usp.br/atualidades/racismo-ambiental-e-uma-realidade-que-atinge-populacoes-vulnerabilizadas/#:~:text=O%20racismo%20ambiental%20%C3%A9%20um,sofrem%20atrav%C3%A9s%20d-a%20degrada%C3%A7%C3%A3o%20ambiental. Acesso em: 10 abr. 2025.

9. "[...] utilizado pelo médico e estudioso norte-americano Llaila O. Afrika, na década de 1990, para abordar o genocídio nutricional. O nutricídio é o termo que entrelaça a saúde da população negra e as repercussões nutricionais de vulnerabilidade ocasionadas pelo racismo". Disponível em: https://noticias.uol.com.br/colunas/andre-santana/2022/08/06/fome-alimentos-fake-enutricidio-sao-retrato-do-brasil-de-bolsonaro.htm. Acesso em: 10 abr. 2024.

Tatiana: No grupo de pesquisa de que participamos, Léa Tiriba (2018) sempre fala bastante dessa relação com a vida. Baseada no paradigma do cuidado (Boff, 1999), na perspectiva matrística de construção das culturas por meio da capacidade humana de linguajear e emocionar (Maturana; Verden-Zöller, 2004) e na perspectiva spinoziana da ética, em que os afetos de alegria aumentam a potência de agir do corpo e da alma (Spinoza, 1983). Tiriba (*ibid.*) nos convida a pensar sobre o que fazemos na escola e sobre o tempo que dedicamos às coisas vivas, à natureza, à natureza das crianças. Você está falando, e eu pensando o tempo que você demorava para descascar uma maçã com as crianças. O tempo de descascar uma banana enquanto as crianças olham para você, olho no olho, escutando e observando gesto a gesto. A cada pedacinho da casca descendo e elas falando sobre aquilo, sentindo-se convidadas a experimentar, e o quanto essa foi uma escolha nossa de dedicar este tempo a isso e não a outra coisa. Eu me lembro desse período de uma maneira forte, as pessoas saindo do refeitório e fazendo piqueniques do lado de fora, sentando-se embaixo da árvore. Comer é o tempo da natureza. Montar as toalhas de piquenique ali e não ter de seguir o tempo cronometrado do refeitório para cada turma. Essa é uma lembrança do que vivi nas minhas turmas. Todas as frutas que eu levava, as crianças ficavam de olho. Se levasse uma maçã, tinha de levar três, para dividir com elas. Esse processo de comer na escola nunca vai ser individual. Não existe uma lancheira individual, porque as crianças vão trocar os alimentos e vão abrir e isso vai interferir nas demais relações. Além disso, fico pensando qual a relação disso com o que Tiriba fala sobre a natureza ser considerada como sujeira, por trazer o risco de doenças. Quanto nos deixamos enganar quando escolhemos um alimento cheio de conservantes, embalado, enlatado, altamente plastificado e testado... Então, as famílias vão ao mercado comprar o lanchinho para o filho – bebida com xarope de guaraná natural, fechadinha – e acham que estão fazendo a melhor escolha, tendo cuidado com a criança. Têm essa impressão de que, quando comem uma fruta que vem solta, em uma sacola, estão comendo algo sujo. Com isso, estou falando do processo de higienização imaginária que desenvolvemos em nossa sociedade, de não mexer com a terra, de não sujar as mãos na terra, dos riscos de se machucar se usar uma ferramenta que as crianças sempre usaram nos quintais. Uma pá de plantar, uma enxada são instrumentos que uma criança de cinco ou seis anos, com um pouco de mediação, já aprende a usar sem se machucar. Então, fico pensando: "Qual o tempo e os assuntos que perdemos quando colocamos outras coisas como prioridade, que não a alimentação?". Se perguntarmos para as crianças o que elas fizeram na escola, a maioria sempre responderá: "Eu comi e eu brinquei". Então, elas sabem o que realmente importa, o que realmente é bom. Precisamos seguir o saber das crianças.

Débora: Eu vivi isso com a turma de 2022, em razão da proximidade do encerramento do ano letivo. Fizemos uma proposta na turma, no último dia letivo, resgatando a mesma brincadeira que propusemos no primeiro dia. A proposta era que cada criança puxasse um pouco de barbante e falasse de si e, em seguida, lançasse o rolo para um colega, formando uma grande "teia do Homem-Aranha". As crianças recuperaram essa brincadeira e pediram para que a repetíssemos. Decidimos retomá-la naquele último dia, para que pudessem falar de si, agora de um outro lugar na relação com a escola. De fato, o parquinho ganhou disparado como espaço mais querido por elas! Mas uma criança não titubeou e respondeu: "Comer! Eu gosto muito de comer na escola!". É isso, não podemos perder de vista que a comida traz uma relação de afeto muito grande. Uma descoberta a respeito de si. Então, são outros atravessamentos, para além de um aspecto nutricional, de comer para crescer, para ficar forte, entre outras falas dos adultos direcionadas às crianças. Outro dia, ouvi de uma criança que ela gostava muito de banana, e a professora que estava próxima comentou que era sua fruta preferida e que, geralmente, era a fruta que ela comia antes de dormir. Até que outra criança, atenta à conversa interpelou: "Mas banana dá energia. Você vai comer banana antes de dormir?". Ainda tomando a alimentação no seu aspecto relacional, de afeto, recordo-me de um menino na minha turma de 2018 que decidiu criar o próprio projeto para fazer um bolo. Como você trouxe Spinoza (1983) e a alegria para essa conversa, lembrei-me desse episódio. Nessa turma, especificamente, vivenciamos múltiplos projetos de trabalho em que as crianças de 5 anos puderam se engajar em pequenos grupos ou duplas para materializar seus desejos de criação. Havia um grupo com projeto de criação de um jogo de tabuleiro de terror, outro com a produção de um livro, outro com a confecção de jogo da memória. Esse menino desejou realizar seu projeto sozinho. Havíamos combinado que o projeto, ainda que individual, precisaria ter um retorno para o coletivo. Esse menino escolheu fazer um bolo, porque queria levar para a mãe. Escolheu o sabor morango, o favorito dela. Era uma criança muito agarrada à mãe, que trabalhava muito. Era uma responsável de baixa escolaridade que tinha um enorme receio de escrever na agenda, com medo de escrever fora da norma culta, de cometer erros ortográficos etc. Elaboramos uma lista de ingredientes com esse menino e combinamos que ele faria dois bolos, um para a mãe e outro para a turma. Fomos com ele (a merendeira da escola e eu) até a feira próxima para comprar os morangos e à loja de doces, para adquirir os confetes de chocolate que ele fazia questão de ter. A saída foi autorizada pela responsável, e o menino estava muito feliz com todo esse deslocamento. Até fizemos uma pausa para tirar uma foto com seu herói preferido, o incrível Hulk, um boneco enorme na porta da loja! Pois bem, a merendeira foi com ele fazer o bolo, seguindo suas orientações passo a passo, até que ele voltou para a sala da turma para avisar que o bolo estava no forno. Depois, foi só decorar e partilhar com a turma sua feitura deliciosa e esteticamente bonita. Mas a maior preocupação era como levar o bolo para casa. Escrevi na agenda dele sobre o processo cuidadoso para fazer o bolo e reforçamos esse cuidado com o responsável do transporte escolar que o levava para casa. No dia seguinte, tivemos a feliz surpresa da resposta da mãe dele na agenda, compartilhando a alegria do menino ao chegar com o bolo na mão para entregar a ela. Como você disse, Tatiana, precisamos seguir o saber das crianças.

Tatiana: Que potência! É isso que sinto que precisamos fazer. Revolucionar as relações na escola. Destruir os muros que separam a "vida" da escola.

Débora: Essa conversa com as famílias foi muito importante como pacto, como pacto coletivo de trazer a alimentação saudável, porque ouvíamos muitas crianças dizerem e as famílias também: "Mas eu não gosto mais desse biscoito, eu gosto mais daquele que fulano trouxe". Então retrucávamos: "Mas como você sabe que gosta daquele biscoito?". E as crianças respondiam: "Ah, porque ele trouxe e me deu um pouquinho". Víamos que isso escapava da família. A criança trazia um pote de kiwi e ficava tentada a comer o biscoito recheado do colega, e fazia a troca. A família recebia o pote de kiwi vazio em casa e achava que a criança estava consumindo a fruta.

Alguns pactos, últimas palavras

Tatiana: Nesta conversa, eu queria narrar como foi importante, para nós como educadoras, termos a coragem de inventar e sonhar outros futuros caminhos nesse período na instituição. Débora, baseada na sua vivência com seu grupo de crianças e famílias, se você tivesse de escolher dois bons motivos para que outras escolas que fazem uso de lancheiras individuais mudassem a proposta para lanches coletivos ou outra forma de alimentação coletiva, o que você diria, para finalizarmos?

Débora: Primeiramente, Tatiana, estamos discutindo o lanche em uma escola pública, que tem o dever de assegurar a oferta de lanche com valor nutricional que contribua para o bom desenvolvimento de todas as crianças. Portanto, acredito que o uso de lancheira individual, além de abrir espaço para uma alimentação inadequada, reforça as desigualdades socioeconômicas entre as crianças, o que já pontuamos ao longo da nossa conversa. Um segundo bom motivo, que considero importante ressaltar, são as possibilidades de trocas com as crianças e seus familiares nesse movimento de partilha. Por exemplo, preparar o ambiente do lanche para receber a turma, momento que pode ser vivenciado pelas crianças do grupo, sentir-se convidado a experimentar uma fruta, por exemplo, ampliando o repertório de sabores, texturas e gostos. Sabe aquela criança que diz que não come maçã com casca até observar seus pares comendo e aceitar experimentar? Ou aquela que se recusa a comer laranja, porque tem medo de engasgar com o caroço, mas não testemunhou nenhum de seus pares passando por essa situação? Temos, ainda, as falas espantadas dos responsáveis: "Mas ele comeu isso? Em casa, ele não come nenhuma fruta!". Desse modo, compreendo que optar por lanches coletivos é um posicionamento político fundamental na defesa de uma escola pública gratuita e democrática, uma aposta nesse coletivo e nas tessituras das narrativas das crianças que reinventam a cultura alimentar.

Tatiana: Sim, Débora. Fazer escola com as crianças, rasgando o tempo das experiências mecanizadas do ato de comer com tempos de comer junto, com satisfação, com surpresas, com convites ao novo, enfim, com a alegria que as crianças carregam nesse habitar a infância. Um dia também já tivemos essa alegria, mas, como adultos, cheios de preocupações, nós nos sentimos menos permeáveis a essas experiências e, por vezes, paralisados diante das dificuldades. O valor repassado pelo Pnae para as escolas é atualmente de R$ 0,53 diários (Brasil, 2009) por aluno matriculado. De acordo com a nutricionista e a direção administrativa, desde 2018, esse valor possibilitava apenas a compra de alimentos para uma refeição para nossas crianças e, com isso, o foco era no almoço. O lanche era considerado como um *plus* oferecido pela escola proveniente de uma verba interna, reservada de outras frentes, a fim de complementar a alimentação. A educação infantil na instituição, desde sua inauguração, manteve essa prática. Portanto, penso que as práticas cotidianas nas escolas são resultado de uma complexa rede de escolhas macropolíticas e micropolíticas que se misturam e não podem ser pensadas e geridas de forma autoexcludente. A luta por uma verba *per capita* que garanta variedade e quantidade de alimentos é essencial e deve ser encampada por nós, ao mesmo tempo e na mesma intensidade com que devemos encampar os espaços de troca horizontal entre professores, gestores, merendeiras, nutricionistas e famílias, para que haja um clima institucional transformador, para que possamos nos reconhecer em nossas culturas, também alimentares, revolvendo o terreno em busca de nossas raízes,[10] resistindo à pressão que sofremos para consumir cada vez mais produtos industrializados, eliminando práticas que fortalecem o racismo estrutural que atravessa nossas instituições e tantas outras formas de dominação etárias, religiosas, de gênero e de raça. É muito bom sentir que, mesmo com todas as dificuldades, desejamos uma escola – instituição mediada e mediadora das vivências de diferentes famílias – como um território frutífero para esses movimentos em busca de um de um bem-viver.

---

10. "As visões de mundo distintas do paradigma cientificista – como a de povos que regem suas rotinas a partir da coletividade e da união com o ambiente natural (Cruz, 2012; Guimarães; Prado, 2014) – são silenciadas por disputas de interesses inerentes à ordem capitalista" (Tiriba; Vollger; Pereira, 2021, p. 113).

Referências

BOFF, L. *Saber cuidar*: ética do humano. Compaixão pela Terra. Petrópolis: Vozes, 1999.

BRASIL. *Lei n. 11.947/2009, de 16 de junho de 2009*. Brasília: Presidência da República/Casa Civil, 2009. Disponível em: https://www.planalto.gov.br/ccivil_03/_ato2007-2010/2009/lei/l11947.htm. Acesso em: 10 mar. 2025.

FONTOLAN, M. V.; LIMA, R. de S. A dimensão étnico-racial do direito humano à alimentação adequada. *Research, Society and Development*, v. 11, n. 11, p. e300111133649, 2022. Disponível em: https://rsdjournal.org/index.php/rsd/article/view/33649. Acesso em: 10 mar. 2025.

HAMPATÉ BÂ, A. A tradição viva. *In*: KI-ZERBO, J. (org.). *História geral da África, I*: metodologia e Pré-História da África. Brasília: Unesco, 2010.

MATURANA, H; VERDEN-ZÖLLER, G. *Amar e brincar*: fundamentos esquecidos do humano. São Paulo: Palas Athena, 2004.

NJERI, A. Educação afrocêntrica como via de luta antirracista e sobrevivência na Maafa. *Revista Sul-Americana de Filosofia e Educação*, Brasília, UnB, n. 31, p. 4-17, maio/out. 2019. Disponível em: https://periodicos.unb.br/index.php/resafe/article/view/28253. Acesso em: 1 jun. 2022.

RIBEIRO, T.; SOUZA, R.; SAMPAIO, C. (org.). *Conversa como metodologia de pesquisa*: por que não?. Rio de Janeiro: Ayvu, 2018.

ROSEMBERG, F. Criança pequena e desigualdade social no Brasil. *In*: FREITAS, M. C. de (org.). *Desigualdade social e diversidade cultural na infância e na juventude*. São Paulo: Cortez, 2006. p. 49-85.

SARMENTO, M. J. "As culturas da infância nas encruzilhadas da 2ª modernidade". *In*: SARMENTO, M. J.; CERISARA, A. B. (org.). *Crianças e miúdos*: perspectivas sociopedagógicas da infância e educação. Porto: Asa, 2004. p. 9-34. Disponível em: https://repositorium.sdum.uminho.pt/bitstream/1822/79714/1/As%20culturas%20da%20inf%c3%a2ncia%20nas%20encruzilhadas.PDF. Acesso em: 10 mar. 2025.

SKLIAR, C. Elogio à conversa (em forma de convite à leitura). *In*: RIBEIRO, T.; SOUZA, R. de; SAMPAIO, C. S. (org.). *Conversa como metodologia de pesquisa*: por que não?. Rio de Janeiro: Ayvu, 2018.

SPINOZA, B. *Pensamentos metafísicos, Tratado de correção do intelecto, Ética, Tratado político, e Correspondência.* Seleção de textos Marilena Chauí. São Paulo: Abril Cultural, 1983. Coleção Os Pensadores, 17.

TIRIBA, L. *A educação infantil como direito e alegria*: em busca de pedagogias ecológicas, populares e libertárias. Rio de Janeiro/São Paulo: Paz e Terra, 2018.

TIRIBA, L.; VOLLGER, A.; PEREIRA, J. Buscando inspirações entre povos indígenas brasileiros para educar as crianças em conexão com a Terra. *Remea* – Revista Eletrônica do Mestrado em Educação Ambiental, v. 38, n. 3, p. 98-116, 2021. Disponível em: https://doi.org/10.14295/revea.v38i3.13522. Acesso em: 10 mar. 2025.

10
ANIVERSÁRIO NA ESCOLA: UMA EXPERIÊNCIA COM AS CRIANÇAS NA EDUCAÇÃO INFANTIL

Gabriela Scramingnon
Liana Santos
Maria Clara Camões

O Tempo só anda de ida.
A gente nasce, cresce, envelhece e morre.
Pra não morrer
É só amarrar o Tempo no Poste.
Eis a ciência da poesia:
Amarrar o Tempo no Poste!
Manoel de Barros (2016)

Iniciamos este capítulo acompanhadas por Manoel de Barros para pensarmos sobre a vida, o tempo e o desejo compartilhado de amarrá-lo no poste como quem deseja eternizar momentos, histórias, experiências.

A experiência da escrita deste artigo se afeiçoa ao desejo expresso por Manoel de Barros de amarrar um tempo, um tempo em que, como professoras da educação infantil, sentimo-nos provocadas a pensar possibilidades de reinvenção e ressignificação de modos diversos de habitar esse espaço. Esse tempo que só tem a direção de ida marca uma relação com o mundo, com os outros e com as culturas, como forma de significar a experiência. Aniversariar, por exemplo, como possibilidade de tornar "visível" a passagem implacável desse tempo se dá de diferentes maneiras, e as marcas rituais dessa passagem vão significando as formas de existir nesse mundo: com mais ou menos música, com ou sem parabéns, com ou sem festas, celebrando ou não, vamos imprimindo e reconhecendo marcas da diferença nos modos como cada sociedade, cada família, cada cultura entende a passagem desse tempo.

Entendendo a narrativa como uma das dimensões da linguagem, aproximamo-nos das falas das crianças como elemento instaurador de questões e reflexões sobre as quais nos propomos a dar fôlego no debate acerca das comemorações de aniversário no espaço escolar, com ênfase na perspectiva da alimentação. Por considerar a instituição escolar como espaço que, em diferentes instâncias e circunstâncias, contribui para a normatização de práticas diversas, sem necessariamente colocá-las na pauta de discussões, que insistimos em nos mantermos abertas às inúmeras provocações que vêm nos deslocando, especialmente com base nas narrativas das crianças, aliadas a nossa inserção na educação infantil. As narrativas que compõem este capítulo provêm de registros, análises e observações realizadas em uma instituição pública federal de educação infantil na qual as autoras atuavam como orientadoras pedagógicas.

Santos (2013) destaca que o dia do aniversário pode demarcar, em uma abordagem individual, a relação da criança com o tempo e com ela própria e, em uma abordagem psicológica e social, a referência à alteridade, como forma de associar sua existência ao outro.

Nessa mesma direção, encaminhamos nossas reflexões. Ao mesmo tempo em que reconhecemos as diferenças que habitam as escolas, vivenciamos práticas celebrativas institucionalizadas que acabam por reduzir essa alteridade ao desejo, às expectativas e predefinições do/

para o outro. Pressupostos religiosos, desejos das crianças e/ou dos pais, colocar-se ou ser colocado em destaque e normatizações escolares acerca das formas celebrativas permitidas são questões que perpassam esse movimento e que, por vezes, ficam desarticuladas das histórias, dos desejos e dos gostares infantis. O que querem as crianças? Como são ouvidas nesse processo de celebrar, comemorar seus aniversários? Há espaço para suas manifestações e negativas diante das vontades impositivas dos pais ou da escola? Qual o papel da escola? Como a escola tem acolhido essas diferenças manifestas nos desejos das crianças? Como todas essas perspectivas se constroem culturalmente?

Em diálogo com os estudos de Santos (2013), evidenciamos que o ritual de comemoração dos aniversários se encontra envolto por práticas e procedimentos sociais que revelam a cultura tanto dos adultos quanto das crianças. A despeito de enquadrar ou definir esta ou aquela cultura, partimos da premissa da socialização como construção de formas sociais que se dão no fluxo das interações para assim perguntarmos: as crianças participam, genuinamente, dos rituais de comemoração de aniversários nas instituições escolares? Como as crianças participam desses rituais? Como podemos qualificar essa participação?

Aniversário tem história

Pereira, Sardinha e Balsan (2016) destacam que, já no antigo Egito, em 3000 a.C., comemoravam-se aniversários. Inicialmente, as comemorações se restringiam apenas aos aniversários de seres superiores, como faraós e deuses. Segundo as autoras, com o tempo, estendeu-se a comemoração às pessoas comuns. No entanto, no início do cristianismo, esse costume foi abolido, em razão de suas origens pagãs. Foi a partir do século IV d.C. que a Igreja começou a celebrar o nascimento de Cristo, por convenção no dia 25 de dezembro. Com isso, ressurgiu o hábito de festejar aniversários, e, aos poucos, foram surgindo peças simbólicas como bolo, vela, convite etc. As autoras destacam, ainda, o modo como os doces foram sendo, progressivamente, introduzidos nos festejos, variando de acordo com a cultura local:

> O doce mais famoso dos aniversários é brasileiro e surgiu através da incorporação do chocolate ao leite condensado, com o intuito de homenagear o brigadeiro Eduardo Gomes, candidato à eleição presidencial no fim da Era Vargas, em 1945. O brigadeiro acabou perdendo as eleições, porém, o doce foi um sucesso, surgindo então o doce mais usado nas festas (Shinohara, 2013 *apud* Pereira; Sardinha; Balsan, 2016, p. 79).

Remontamos a tais fatos históricos como possibilidade de pensar nos herdeiros e herdeiras de histórias, memórias e culturas, sem pretender neste capítulo retomar todos esses registros. A citação é breve, a fim de significar, sem fixar, tradições que marcam as experiências e a existência humana, tal qual aponta Sirota (2005, p. 559):

> A dinâmica da evolução das sociabilidades infantis e das regras de civilidade apenas pode ser entendida aqui se restituirmos à criança seu lugar como ator social. Resta, entretanto, apreender qual a parte da autonomia e a da dependência da criança nessa construção perante o conjunto dos atores em jogo, quer se trate das diversas instâncias de socialização ou da sociedade comercial.

Para a autora, o aniversário simboliza as relações de civilidade que estruturam as relações sociais e celebram o lugar e a identidade do indivíduo. Assim, tornou-se um dos rituais importantes de celebração da infância na contemporaneidade, por marcar as principais etapas da biografia de cada pessoa. Esse ritual cotidiano se encontra revestido de práticas e procedimentos sociais que evidenciam tanto a cultura das crianças quanto a dos adultos.

Para Sirota (2008), como rito de passagem na infância, o aniversário aparece em três espaços sociais: na célula familiar, nas instituições encarregadas de cuidar das crianças e educá-las (como creches e pré-escolas) e nos grupos de amigos, no qual se pode nomear aniversário entre colegas. Convém ressaltar que, para a autora, cada instância vai celebrar cada um de seus membros à sua maneira.

O aniversário como ritual, como marca cultural e histórica, como experiência e com suas múltiplas possibilidades de significação vai deixando marcas em diferentes espaços e sujeitos. De tal modo, potencializamos aqui um debate sobre esse marco celebratório e suas formas de expressão em uma instituição de educação infantil e, nesse movimento, deslocamo-nos, especialmente com base na interlocução das crianças e com elas, para pensar as diferentes possibilidades de viver essa experiência, evidenciando também a dimensão da prática alimentar como expressão da cultura.

Comemorações de aniversários na escola

Por que comemorar a data de aniversário em instituições de educação infantil? Considerando as interações e as brincadeiras como pressupostos legais que norteiam o trabalho pedagógico, de acordo com as Diretrizes Curriculares Nacionais de Educação Infantil (Brasil, 2009a), celebrar essa festividade é reconhecê-la como ritual de socialização entre os pares,[1] pautado em uma perspectiva de valorização da identidade das crianças como seres únicos, que nasceram em um dia específico, e no reconhecimento da idade também como um elemento cultural relevante para a educação.

Em acréscimo, a celebração de aniversários na escola configura um momento de interlocução com as famílias, já que, de acordo com os rituais próprios do aniversário, "é importante que os pais estejam entre os convidados" (Sirota, 2008, p. 5). Para as famílias das crianças da educação infantil, trata-se possivelmente das primeiras celebrações de aniversário fora do âmbito doméstico, representando um interessante momento de cruzamento de fronteiras entre o familiar e o social.

1. Ou reconhecer que, em algumas famílias e para algumas crianças, esse marco não é celebrado, em razão de convicções religiosas.

De fato, a comemoração do aniversário das crianças nas escolas pode se inserir em um contexto de comodidade e praticidade para as famílias, "que têm menos tempo livre para organizar as festas e, no contexto das cidades, as residências têm menos espaço para reunir pessoas em festas" (Santos, 2013, p. 35). Assim, comemorar o aniversário na escola juntaria o "útil ao agradável": ter um espaço para comemorar com um grupo de crianças já conhecidas do aniversariante.

Convém atentarmos, então, para a influência da cultura do consumo no ritual de comemoração dos aniversários, como parte de um processo de *macdonaldização* e *disneyzação* das festas (Santos, 2013, p. 36). Nos contextos urbanos, em que ocorreu a expansão do mercado de festas infantis, circula um conjunto de regras sociais para esse tipo de comemoração – o convite antecipado, a oferta de uma prenda ou lembrancinha aos convidados, a decoração inspirada em personagens midiáticos (programas televisivos, filmes, músicas), a oferta de comida pelo aniversariante, a realização de atividades recreativas para os convidados (jogos, brincadeiras, animação).

Não se pode negar que as comemorações de aniversários infantis têm representado um nicho no mercado apropriado pela indústria cultural e pelo modo de produção capitalista e seus determinantes econômicos, políticos e culturais. Tendo a mídia como principal aliada, forma-se um conjunto sobrepujante de massificação de mercadorias no campo da infância. O discurso da comemoração personalizada pela ideia da criança como sujeito em evidência se torna paradoxal, pois contribui para a padronização da imagem da criança consumidora, cuja família é detentora desse poder de compra. E quando a realidade/condição de alguma criança inviabiliza seguir essas regras? E a reflexão social sobre a transmissão cultural desses valores? Como a escola pode romper com esse cenário e mobilizar outras formas de comemorar o dia do nascimento? O que as crianças pensam, vivem, sugerem para essa data?

Nas palavras de Sirota (2008, p. 4), "o aniversário escolar e entre os colegas se organiza em volta de um degustar das crianças". No que diz respeito especificamente à alimentação, essa celebração é marcadamente um momento de degustar alimentos que compõem esse ritual, como bolo de aniversário, salgados e doces, por exemplo, brigadeiros e balas. Emerge daí um desafio: considerando os parâmetros nutricionais, em consonância com a Lei n. 11.947, de 16 de junho de 2009, que estabelece em seu artigo primeiro: "o emprego da alimentação saudável e adequada, compreendendo o uso de alimentos variados, seguros, que respeitem a cultura, as tradições e os hábitos alimentares saudáveis" (Brasil, 2009b), como se dá a oferta das guloseimas de aniversário? Entendemos que se trata de um momento de exceção, de um "dia fora do comum" em que o proibido é permitido? Cientes das questões econômicas e de mercado que envolvem o tema, como as instituições de educação infantil se veem diante desse cenário? E as crianças? Que espaço elas ocupam na organização desse ritual?

Uma experiência de aniversário com as crianças

Este item relata uma experiência de comemoração de aniversário com as crianças na educação infantil, considerando todo o processo de negociação e construção dessa prática, apresentando situações que convocaram a comunidade escolar à problematização do que inicialmente parecia simples e comum. Entretanto, na relação com as crianças e suas famílias, temas e questões foram ganhando complexidade, e surgiu a necessidade de um olhar cuidadoso para a comemoração do aniversário na escola.

A instituição de educação infantil foco de nossas análises tinha como prática permitir que as crianças comemorassem seus aniversários na escola. As famílias comunicavam à escola a data em que gostariam de realizar a comemoração, e o agendamento era realizado sempre próximo ao horário do lanche das crianças ou no final do dia, quando essa dinâmica funcionava melhor para as famílias. Era permitida a participação da família na festa, que acontecia na sala de referência da turma ou no espaço do refeitório.

Não havia restrição em relação aos alimentos que eram enviados no dia da comemoração. Era comum ter bolo, doces, salgados, docinhos, refrigerantes e também itens como bolas, lembrancinhas, decoração temática. Algumas famílias enviavam com antecedência um convite, informando o dia da comemoração, e as professoras da turma colocavam na agenda das crianças, o que acabava criando expectativa em relação ao convite, por parte tanto do aniversariante como da turma. Em uma dessas ocasiões, uma criança chegou com os convites, e a professora observou o seguinte movimento: com os convites em mãos, a menina mostrava aos amigos e dizia: "Você vai à minha festa, você não vai à minha festa. Só vai à minha festa quem ganhar convite. Só vai à minha festa quem for meu amigo".

Diante da situação, a professora conversou com as crianças, discutindo qual era o sentido da festa na escola, mostrando que todas as crianças estavam presentes, que todos participavam. Falou sobre a questão dos convites, das relações. O tema dos convites passou a ser uma questão importante a ser tratada em relação aos aniversários. As crianças mostraram a necessidade de pensar institucionalmente sobre um detalhe que parecia não ter importância. Entretanto, as miudezas e sutilezas do cotidiano nos convocam à reflexão das experiências que se dão na escola.

Na situação descrita, na qual as crianças distribuíam convites das comemorações de aniversário que aconteciam fora da escola, entendíamos que elas e suas famílias tinham o direito de escolher seus convidados, mas cabia à escola uma ação que exigia ética e responsabilidade. A instituição não poderia tratar como algo insignificante a queixa de algumas crianças que gostariam de receber o convite e de problematizar a situação com a turma e seus responsáveis. Não seria possível fazer vista grossa diante do que era um problema para as crianças e uma demanda para a gestão escolar.

Na aposta do diálogo com as crianças como possibilidade de reflexão sobre o cotidiano escolar, especificamente a respeito da gestão das instituições de educação infantil, os profissionais da escola se viram diante da responsabilidade de compartilhar a questão com as famílias. Duas alternativas foram consideradas: a de não registrar o envio do convite de festas fora da escola na agenda escolar ou, como forma de facilitar a comunicação das famílias nessas ocasiões, a escola até poderia enviar o convite, desde que todas as crianças fossem convidadas, dando a cada professora a oportunidade de, com sua turma, encaminhar a questão.

O tema do aniversário na escola também trouxe a necessidade de conversar com as crianças sobre os presentes. Observamos que havia uma expectativa delas em relação a ganhar presente dos amigos da turma no dia do aniversário, mas essa expectativa não era correspondida sempre. Algumas crianças relacionavam a ideia de fazer aniversário a ganhar um presente, o que mostrava a necessidade de problematizarmos isso com elas. Havia uma ansiedade das crianças pelo dia do aniversário. Elas desejavam compartilhar o dia com os amigos, e as turmas faziam o registro coletivo dos aniversários no calendário que ficava exposto na sala ou em um quadro de aniversariantes construído pelas turmas. Em algumas turmas, as crianças construíam um presente-surpresa coletivo para ser entregue no dia do aniversário dos amigos.

A euforia do dia do aniversário na escola também indicou a necessidade de a comunidade escolar pensar no espaço onde a comemoração aconteceria. Inicialmente, a festa poderia acontecer na sala de referência da turma ou no espaço do refeitório. Entretanto, os profissionais começaram a observar que, quando a festa acontecia no refeitório, havia uma expectativa das crianças de todas as turmas de participar. Elas viam os responsáveis chegarem com lanche e enfeites para a arrumação do espaço e desejavam fazer parte da festa. Entretanto, os preparativos referentes à quantidade de comida, lembrancinhas, brindes consideravam o número de crianças de uma turma. Mais uma vez, as crianças mostraram uma questão para os profissionais da instituição. O refeitório era espaço coletivo das turmas, onde almoçavam, lanchavam e, em algumas situações, ficava restrito a um grupo para uma festa de que todos gostariam de participar, mas que não era possível. Em algumas ocasiões, as professoras relatavam que uma criança ia beber água e voltava para a sala com pipoca, bolo e as outras começavam a dizer que gostariam de participar e que também queriam as guloseimas da festa. Outras crianças saíam da sala para ir ao banheiro, beber água e não voltavam, porque decidiam sozinhas que ficariam na festa no refeitório. Como administrar isso diante das outras crianças?

Em uma determinada ocasião, uma família chegou à escola para a festa de seu filho com uma equipe de festa, pula-pula para ser armado no pátio, grandes painéis. Um grande evento que surpreendeu os professores, que não sabiam da proporção da comemoração. A situação reforçou a urgência já indicada pelas crianças de conversar coletivamente sobre o espaço e tantas outras coisas relativas ao acontecimento da festa de aniversário na escola. O que seria possível no espaço da escola? O que seria viável? O que seria cuidadoso e responsável com crianças e adultos? Uma festa com pula-pula em um espaço de educação infantil poderia ser restrita a um grupo? Caberia um pula-pula no pátio da escola sem combinação prévia? E as comidas? Todas as crianças poderiam comer doce? As restrições alimentares deveriam ser liberadas no dia do aniversário? Qual era o papel da escola nesse processo, que é educativo?

Quanto ao espaço, a instituição definiu coletivamente que os aniversários aconteceriam na sala de referência da turma, respeitando o horário combinado com as famílias. Diante da recorrência de situações que convocavam os profissionais a pensar sobre os aniversários na escola, a instituição encaminhou a discussão coletiva da temática, construindo acordos com famílias e crianças.

Foi importante problematizar o que era possível em relação à comida nos dias de festa dialogando com a nutricionista da instituição, tratando de todas as questões que envolviam a entrada de comida na escola, o tipo de alimento autorizado, de forma a dialogar com as famílias, as crianças e os profissionais. Depois das muitas negociações, ficou proibida a entrada de doces, embutidos, refrigerantes, acordando-se que, no dia do aniversário, a família poderia enviar um bolo sem confeito para ser decorado pelas crianças. Em algumas situações, a própria turma fazia o bolo, incluindo-o na dinâmica do dia. Essa definição levou em consideração a importância de conhecer as restrições alimentares do grupo e respeitar as culturas alimentares das crianças e de suas famílias. No diálogo com as crianças, elas solicitaram que, na festa de aniversário, houvesse brigadeiro e empadinha de queijo. Essa exceção foi aberta, deixando as famílias à vontade para enviar ou não esses alimentos. Informar da permissão não significava obrigatoriedade, mas que uma negociação havia sido feita com as crianças, considerando as restrições alimentares que alguma delas pudesse apresentar.

Convém ressaltar, por exemplo, a dimensão cultural do pedido do brigadeiro pelas crianças, doce característico da culinária brasileira, servido habitualmente nos aniversários. Como vimos no início deste capítulo, sua inserção histórica data do início do século XX. O estudo de Sirota (2008) observou que, na França, as crianças francesas convidadas para a festa de aniversário de uma criança brasileira não gostaram dos brigadeiros oferecidos.

Retomando a questão do diálogo com as famílias, foi importante destacar a responsabilidade da escola na promoção de práticas alimentares saudáveis. Seria a escola o lugar de uma criança de 3 anos viver pela primeira vez a experiência de comer doces, balas, industrializados, corantes, quando essa não é a opção de sua família? Como dialogar com as culturas alimentares da comunidade escolar, prezando, ao mesmo tempo, por princípios definidos pela legislação, por políticas públicas educacionais e de saúde em relação ao que seria uma alimentação saudável para as crianças?

Tal experiência nos ajudou a pensar no que é pedagógico na educação infantil e no desafio de alcançar um equilíbrio entre o atendimento ao desejo das crianças e das famílias e o projeto político-pedagógico da escola e os princípios nutricionais para a infância.

O diálogo com as crianças mostrou o que era realmente uma demanda delas para o dia do aniversário. Elas pediram a presença da família, o bolo, os brigadeiros e a empadinha de queijo. Nenhuma criança da escola fez menção a painéis temáticos, convites, lembranças. As crianças nos convocaram a pensar no que era realmente o desejo delas e na expectativa dos adultos em relação ao aniversário na escola.

Diante das definições construídas, acompanhamos diferentes movimentos das turmas em relação ao dia do aniversário. Em algumas salas, as crianças faziam desenhos e preparavam murais com suas produções para o aniversário dos amigos. Algumas turmas confeccionavam um presente coletivo para o aniversariante: blocos de desenho, caixa de guardar carrinho, carta. Aconteceu de haver festa com dois bolos: um para quem era alérgico a um tipo de ingrediente e outro para quem não tinha restrição. Houve aniversariante que não quis festa, aniversariante que ficou chateado, porque o aniversário era no mesmo dia do aniversário da cozinheira da escola e que fez o seguinte comentário: "Eu não gostei de fazer aniversário com ela, porque ela já fez muitos aniversários na vida e eu só fiz quatro. Eu queria fazer sozinho e queria ter três festas, igual meu pai: em casa, na escola e na pizzaria".

A aproximação de diferentes realidades dentro de uma mesma escola nos ajuda a reconhecer as crianças como capazes de expressar sentimentos e pensamentos, assumindo que "há realidades sociais que só a partir do ponto de vista das crianças e dos seus universos específicos podem ser descobertas, apreendidas e analisadas" (Pinto; Sarmento, 1997, p. 65).

Pensar a respeito da comemoração do aniversário das crianças na escola pode ser mais complexo do que imaginamos. Quando nos disponibilizamos a olhar para as crianças, suas famílias e seus contextos sociais, entendemos que a forma de comemorar ou não o aniversário não pode ser uma decisão do adulto, seja ele o responsável pela criança, sejam os professores, baseados em sua experiência de vida. O aniversário como evento é cultural, inscrito em um tempo e espaço, lembrando que as crianças estão inseridas na cultura e são produtoras de cultura. Assim, a comemoração carrega concepções atravessadas por elementos demarcadores desse ritual.

Ao tratar das comemorações de aniversário como objeto de estudo, Santos (2013, p. 253) interroga quais são as preocupações que acompanham as questões da infância no campo da cultura contemporânea, indagando: "O que as comemorações de aniversário, como manifestação da cultura, dizem sobre a experiência de ser criança na contemporaneidade?". Para a autora, os temas e os bufês da indústria dos aniversários são elementos que contribuem para a compreensão desse universo, pois são incorporados pelos discursos sociais que atravessam a vida das crianças. Nesse sentido, esse debate não pode estar ausente da escola.

Considerações para continuar a conversa

A experiência compartilhada neste capítulo não teve como intenção apresentar um modelo, uma receita de como fazer aniversário nas instituições de educação infantil, e sim construir uma reflexão sobre a importância da discussão dessa temática. Não é possível encaixar em diferentes realidades uma mesma experiência, mas podemos mostrar as sutilezas e os desafios postos na relação com as crianças, considerando a responsabilidade da escola em sua atuação e no encaminhamento das questões com a comunidade escolar. Essa também pode ser uma oportunidade para que a escola cumpra seu papel de formação com os responsáveis. Em alguns momentos, deparamo-nos com famílias surpreendidas pelo debate, que expressaram nunca ter pensado sobre a questão. Na experiência narrada, não tivemos nenhuma situação de criança que não comemorasse o aniversário por questões religiosas, mas essa é uma possibilidade. Como encaminhar essa questão com as crianças? O que elas e nós, adultos, podemos aprender com as diferenças?

Vale ressaltar que os profissionais também têm suas compreensões sobre o aniversário na escola, sobre o que se pode ou não comer, beber ou fazer – construções essas baseadas em suas experiências de vida. Para alguns, cachorro-quente e refrigerante não são problema, para outros, esses são alimentos proibidos, o que mostra mais uma vez quantas questões estão envolvidas quando tratamos de alimentação no dia do aniversário na escola.

Compreendemos que um caminho possível, respeitoso e democrático de encaminhar tais questões é o do diálogo, possibilitando espaço para a narrativa das diferentes experiências, tomando como ponto de partida as crianças e suas perspectivas. Tal qual iniciamos este capítulo, apostamos no tempo que caminha só de ida, como possibilidade de afetar nossa relação com o mundo, com as diferentes culturas, com os outros, com o próprio tempo e com as histórias.

A história que compartilhamos aqui fala de um movimento por vezes compreendido como dado, como essência, como estrutura hegemônica, deslocado, na instituição foco da análise, pelo movimento e pelo diálogo permanente com as crianças. Que, então, sejamos como as crianças, capazes de reiniciar quantas vezes for preciso o movimento da dúvida, da reflexão, do questionamento, que encaminha, num tempo só de ida, a possibilidade de reescrevê-lo para frente.

Referências

BARROS, M. de. *O livro das ignorãças*. Rio de Janeiro: Alfaguara, 2016.

BRASIL. *Parecer CNE/CEB n. 20/2009. Resolução CNE/CEB n. 5/2009.* Diretrizes Curriculares Nacionais para a Educação Infantil. Brasília, DF: Conselho Nacional de Educação; Câmara da Educação Básica, 2009a.

BRASIL. Lei n. 11.947, de 16 de junho de 2009. Dispõe sobre o atendimento da alimentação escolar e do Programa Dinheiro Direto na Escola aos alunos da educação básica. *Diário Oficial da União*, Brasília, 17 jun. 2009b.

PEREIRA, C. M. R. B.; SARDINHA, D. C.; BALSAN, R. Um olhar geográfico sobre festas, aniversários e celebrações. *Revista de Humanidades* (descontinuada), Fortaleza, v. 31, n. 1, p. 66-85, 2016. Disponível em: https://ojs.unifor.br/rh/article/view/4834. Acesso em: 15 maio 2024.

PINTO, M.; SARMENTO, M. J. (org.). *As crianças*: contextos e identidades. Braga: Centro de Estudos da Criança da Universidade do Minho, 1997.

SANTOS, N. de O. *Quando "menos" é "mais"*: a criança e seu aniversário. 2013. 265 p. Tese (Doutorado Educação) – Faculdade de Educação, Universidade do Estado do Rio de Janeiro, Rio de Janeiro, 2013.

SIROTA, R. Primeiro os amigos: os aniversários da infância, dar e receber. *Educ. Soc.*, Campinas, v. 26, n. 91, p. 535-562, maio/ago. 2005. Disponível em: https://www.scielo.br/j/es/a/RFc6Z4jtXFJXtvD5VBLfFdn/abstract/?lang=pt#. Acesso em: 3 maio 2024.

SIROTA, R. As delícias de aniversário: uma representação da infância. *Revista Eletrônica de Educação*, São Carlos, v. 2, n. 2, p. 32-59, jun. 2008. Disponível em: https://www.reveduc.ufscar.br/index.php/reveduc/article/view/18/18. Acesso em: 15 abr. 2024.

11
PRESENÇA, AFETO E CONHECIMENTO: A COZINHA COMO ESPAÇO EDUCADOR

Keila Maria de Araújo Alves

Palavras iniciais

> *Ver-se, porque ganhou distância, num processo reflexivo, como construtor e não reprodutor do próprio processo de aprendizagem, possibilita que compreenda a diferença entre construir conhecimento e reproduzir conhecimento, repetir história e construir história.*
>
> Freire (2008, p. 43)

Filha de pais maranhenses, carrego uma mala cheia de histórias e raízes que falam sobre o sangue que corre nas minhas veias. Meu sangue nordestino é a cor da resistência, que conta a história de um povo carregado de potência e luta. Sou filha do Nordeste. Há 21 anos, quando escolhi o Rio de Janeiro para morar, nunca imaginei que um dia pudesse me encontrar na educação e que a minha paixão por aprender e ensinar seria na educação infantil.[1]

Ser educadora abriu, para mim, um caminho de oportunidades, conceitos, partilhas, vivências. É disso que trato neste capítulo e o que compreendo ser de extrema importância para a área da educação: os relatos reais, detalhados e inspiradores. Meu desejo é apresentar algo que possa contribuir, de alguma forma, para falar das marcas que uma educadora ou um educador pode deixar na vida de seus alunos. Quero dar ênfase a uma educadora que escuta, olha nos olhos, dialoga com seus alunos, mesmo que às vezes não precise dizer uma palavra. Essa educadora não está apenas na sala com a turma. Como relato ao longo deste texto, minha experiência profissional na educação começou na cozinha de uma creche.

Este capítulo é fruto do trabalho monográfico, requisito parcial para a conclusão do curso normal superior com habilitação em educação infantil, oferecido pelo Instituto Superior de Educação Pró-Saber.[2] O objetivo dessa monografia foi refletir sobre a minha formação no curso e as possibilidades de colocar em prática tudo o que aprendi e, assim, poder contribuir para uma educação de qualidade para as crianças. A metodologia da pesquisa foi a escavação das memórias dos três anos do curso. Para isso, foram utilizados documentos, como sínteses das aulas, registros reflexivos e fotografias.

---

1. Professora de educação infantil na rede municipal de ensino da prefeitura da cidade do Rio de Janeiro. Durante o curso, atuou como merendeira/cozinheira em uma creche municipal da mesma rede.

2. A monografia de mesmo título foi realizada em 2022, sob orientação de Liana Garcia Castro.

Trago aqui o relato dessa experiência de formação, trabalhando como cozinheira, o que permitiu modificar o meu olhar para a importância da alimentação, da cozinha e dos profissionais que trabalham nos diversos espaços da escola como educadores. Busquei narrar esse processo de descoberta e aprendizados, do qual emergiram contribuições para repensar o lugar da cozinha e de suas/seus profissionais numa instituição de educação infantil.

Reencontro comigo e encontro com o outro: Da infância à formação profissional

> *Para permanecer vivo, educando a paixão, os desejos de vida e de morte, é preciso educar o medo e a coragem. Medo e coragem em ousar. Medo e coragem em assumir a solidão de ser diferente. Medo e coragem em romper o velho. Medo e coragem em construir o novo.*
> Freire (2008, p. 34)

Refletindo sobre minha trajetória nesse processo encantador e contagiante de construir conhecimentos, enxergo uma nítida história de muitos medos. Medo de enfrentar o novo. Essa busca pelo desconhecido me causava frio na espinha, por não saber o que me esperava à frente. Medo de, ao passar pelas portas do Pró-Saber, sentir-me perdida ou diminuída por ser merendeira. Medo por trabalhar fora da sala de aula. Medo de não saber falar sobre a minha prática. Medo de me expor. Medo, porque ainda não sabia me reconhecer como educadora. Cabe contar aqui um pouco dessa história rememorada, da infância até o início profissional na educação. Venho de uma família humilde e muito feliz, que me proporcionou uma educação em que o amor e o respeito são ferramentas principais da vida. Meus pais não tiveram oportunidade de estudar muito, mas sempre compreenderam que somente pela educação os filhos poderiam transformar a vida com oportunidades diferentes das que eles tiveram.

Muitas crianças adoram brincar de escolinha, e comigo não foi diferente. Lembro-me dos momentos de brincadeiras em que eu era a professora. Meu irmão e minhas primas eram meus alunos na beira do riacho que passava em frente à minha casa. Usávamos folhas das árvores e gravetos secos, imaginando ser papel e lápis.

Apesar de morar na roça e não haver educação infantil na época, fui para a escola aos cinco anos, mesmo sem ter idade. Chorava, querendo estudar. Meu irmão mais velho já sabia ler e escrever, e eu queria aprender também. Entrei na escola apenas pela amizade que uma professora tinha com minha mãe. Numa concepção autoritária de educação, a construção de conhecimento era fundamentada no que o educador conhecia e transmitia para o aluno: decoreba, desenhos prontos, para que a criança reproduzisse um determinado modelo de ensino. Imagino que meus rabiscos eram ignorados e meu saber de criança não era considerado.

Na vida adulta, entrei na educação profissionalmente por acaso. Após o nascimento prematuro de minha segunda filha, Maria Eduarda, vi a necessidade de colocá-la em uma creche com um ano de idade, a fim de retornar ao mercado de trabalho. Fui, então, chamada para trabalhar como merendeira nessa mesma creche. Por várias questões pessoais, eu não havia concluído o ensino médio, não poderia trabalhar em sala de aula e aceitei a proposta, embora nunca tivesse trabalhado em cozinha antes. Foi uma forma de estar perto da minha filha, para que pudesse conciliar o trabalho e a dinâmica de levá-la e buscá-la na creche.

Sempre planejei e tentei por diversas vezes voltar a estudar, mas me sentia velha, envergonhada e desmotivada para retornar à sala de aula depois de tantos anos. Quando cheguei à creche para trabalhar, observei que muitos educadores estudavam, faziam graduação e pós-graduação, e uma agente educadora me chamou atenção. Ela tinha mais de 60 anos de idade e estava cursando pedagogia. Sem saber, essa mulher me encorajou a ir em busca dos meus sonhos. Então, sem falar para ninguém sobre o meu desejo, inscrevi-me no Encceja Nacional, em 2017, e consegui concluir o ensino médio.

Nesse processo de escavação das minhas memórias, reencontrei minha primeira professora e descobri que, nesse aprisionamento de lembranças ruins, estava me esquecendo de lembrar das marcas deixadas por uma professora que foi o alicerce no meu primeiro contato social fora do círculo familiar. Sabe aquelas lembranças que ficam impregnadas dentro da gente? Um afeto, um cafuné, o cheirinho da merenda, os sons das gargalhadas das muitas peraltices das crianças. Hoje, carrego uma eterna gratidão por essa professora, por ter me apresentado o mundo das letras e palavras e me alfabetizado aos 7 anos de idade.

Destaco em minhas memórias de formação a leitura de um texto do escritor mineiro Bartolomeu Campos de Queirós com o título "Uma definitiva presença" no qual ele fala de sua professora: "Sobre a sua mesa pousava uma jarra sempre com flores do mato que os alunos colhiam pelo caminho [...]. Eu não lia ou escrevia de 'carreirinha'. Mas seu olhar foi meu primeiro livro" (Queirós, 2012, p. 35). Essa passagem desembrulha meus fios de memórias escolares vividas na infância. São essas marcas carimbadas dentro de nós que nos tornam quem somos hoje. Elas se entrelaçam com momentos vivenciados de um tempo que passou e com esse desejo de ser essa educadora, que, por meio da amorosidade, possa ser essa presença que fica impregnada nas memórias dos alunos.

A presença do educador na vida da criança é um livro com páginas em branco que vai sendo escrito e ilustrado conforme os momentos são vivenciados, de forma individual e com o coletivo. São marcas escritas por cheiros, sabores, gestos, afeto. Presença é ser. É o desejo de estar e se fazer presente. É a paixão por gente.

Na experiência de formação no Pró-Saber, iniciou-se um processo de reconhecimento da minha própria história, da minha capacidade, do valor de cada pessoa dentro de uma instituição educativa e das marcas que deixamos no outro. Aprendi sobre a importância de sermos chamados pelo nosso nome em nosso ambiente de trabalho. É muito comum e pode parecer "bonitinho" as crianças nos chamarem de tia. Para quem não tem entendimento, é visto como um sinal de respeito. No entanto, as reflexões das aulas me afetaram completamente. Tanto que tomei coragem para expor para alguns colegas de trabalho que eu não gostaria mais de ser chamada apenas de "tia Keila" ou "tia da cozinha". A tia da cozinha tem um nome, a tia da limpeza tem um nome, todas as pessoas têm um nome.

No entanto, para querer ser chamada pelo meu nome, tive de realizar um processo de desconstrução e passei a chamar todos os educadores do meu trabalho pelo nome. Alguns pararam também de me chamar de tia ou tia Keila. Sabemos que é um processo lento e contínuo, mas vale a pena colocá-lo em prática. *Prazer, eu me chamo Keila Maria.*

Cozinha: Espaço de diálogo e afeto

> *As cozinhas afirmam cotidianamente a possibilidade de criar uma cultura compartilhada, espaço de negociação e de confronto entre adultos, entre adultos e crianças, entre crianças, pela comida como condição essencial à vida. [...] Contudo, as cozinhas são, também, laboratórios abertos e acolhedores, capazes de acolher os projetos especiais das crianças e dos adultos.*
> Cavallini; Tedeschi (2015, p. 20)

Na educação infantil, acontecem trocas de saberes entre educador e educando. Nessa interação, as crianças se desenvolvem continuamente no processo pedagógico por meio de experiências de seu cotidiano que podem também acontecer fora das salas de turma. Nesse processo, destaco a cozinha como espaço essencial de construção de aprendizagens. O desenvolvimento dessas aprendizagens pode ser incentivado por cheiros, toques, sabores e cores. Além disso, é possível contribuir para a descoberta das culturas diferentes que existem dentro do trabalho culinário, bem como despertar o interesse da criança para uma alimentação saudável.

Ser educador é estar preparado para aprender diariamente a cada troca com o outro. E depois que aprendi isso, tenho certeza de que o educador não está somente dentro da sala de aula. Sempre senti um encantamento pelas crianças e, desde que comecei a prestar serviço na creche em que atuei como merendeira, sentia-me atraída pela educação infantil e curiosa sobre como seria o contato diário com as crianças. Pensava em como essa interação poderia nos enriquecer, numa relação de troca de saberes. Só que, no início, eu ficava no meu cantinho, observando de longe.

Certo dia, em uma aula, perguntei à professora Madalena Freire: "Como ser educadora fora da sala de aula, no meu espaço da cozinha?". Ela respondeu: "Use o melhor tempero que você tem: o amor pela sua prática. E seja educadora pelo seu exemplo, se comporte como a educadora que você é. Vá ao refeitório, estabeleça um diálogo com as crianças. Pergunte se a comida está gostosa". E o medo que tinha de perguntar isso a elas e receber de volta a sinceridade? O paladar de algumas pode ser bem exigente.

Portanto, comecei a criar uma ponte de comunicação com as crianças sempre que tinha uma oportunidade. Por incrível que pareça, as crianças começaram a vir conversar comigo, a me procurar na porta da cozinha, o que às vezes causava até um certo alvoroço na hora da recreação (peço desculpas aos meus colegas professores e auxiliares pela "bagunça boa"). As crianças me contavam histórias, colhiam gravetinhos secos e me davam de presente, dizendo que eram flores. Algumas até perguntavam meu nome, e isso me deixava radiante de felicidade. Nesses momentos, além de sentir leveza, aprendia muito com as crianças. Quando eu aparecia no refeitório e perguntava se a comida estava gostosa, isso se tornava uma competição entre elas; algumas queriam mostrar que achavam a minha comida gostosa e, ainda mais, queriam me mostrar quem conseguia comer toda a comida.

Na escrita deste texto, parecem até clichê as palavras *marcas* e *presença*, de tanto que as repito. De verdade, acredito muito no poder do educador que transforma seu aluno por meio dessa *presença que marca*. Quem de nós, na idade adulta, não se lembra do cheirinho da merenda da escola? Ou algum de nós nunca levou da escola para a vida um educador que nos tratava com carinho e afeto? São lembranças que vivemos e que, com o passar dos anos, transformaram-se em memórias impregnadas em nosso ser.

Hoje, vejo-me como uma educadora. Acima de tudo, vejo-me como uma educadora capaz de construir trocas de saberes com as crianças e deixá-las impregnadas com minhas marcas de afeto, na minha forma de fazer educação com amor.

Alimentação: Além da nutrição, possibilidades de encontros e aprendizados

No livro *As linguagens da comida: receitas, experiências e pensamentos*, as autoras Ilaria Cavallini e Madalena Tedeschi tratam do lugar das cozinhas na abordagem pedagógica das escolas da cidade de Reggio Emilia, na Itália, que é referência em educação infantil. Para essa abordagem, "educação e alimentação são vida e, também, história e cultura!" (Cavallini; Tedeschi, 2015, p. 8). Com base nesse estudo e na minha experiência, compreendo que a cozinha pode contribuir e desenvolver o seu papel de educadora dentro do espaço institucional da infância. Sinto a necessidade de que sejam desenvolvidos projetos sobre temas relacionados à alimentação, que sejam abordados por professores.

Diariamente, vemos a realidade revelada em noticiários na TV aberta ou na *internet*, e é perceptível que os hábitos alimentares das famílias estão mudando. A alimentação está mais voltada para a praticidade, como resultado das inúmeras funções que os adultos da casa ocupam no mercado de trabalho. Outra triste realidade é a família simplesmente não ter o que comer e, muitas vezes, a alimentação das crianças acontecer somente na creche ou pré-escola. Diante dessa correria diária das famílias, poucas crianças conhecem pelo nome os alimentos saudáveis que ingerem. Muitos pequenos pegam certa intimidade mesmo é com alimentos industrializados, como biscoitos, salgadinhos, refrigerantes, entre outros tantos que fazem mal à saúde.

Conforme narram Cavallini e Tedeschi (2015), nas escolas de Reggio Emilia, as crianças têm a oportunidade de conhecer e compreender o que comem. Por meio de linguagens expressivas, aprendem o passo a passo da colheita de cada alimento. Em diálogos enriquecedores, criam esse entrelace que pode ser construído dentro de uma culinária afetiva, conhecendo cheiros, sabores, texturas. Esse conhecimento pode contribuir para o reconhecimento de que uma alimentação saudável é necessária para a vida de todo ser humano.

Em razão disso, reforço que a cozinha pode ser usada para práticas pedagógicas que envolvem a culinária na escola. Como campo de possibilidades de experiências, as crianças podem viver situações literalmente "colocando a mão na massa". Levando em consideração o processo de construção de aprendizagens, a criança precisa desempenhar um papel ativo em propostas que envolvam incentivo e descobertas sobre os diversos contextos de alimentação, sejam eles nutricionais, emocionais ou afetivos.

A horta, por exemplo, para mim, deveria ser usada como um campo de aprendizagens indispensável dentro de todo espaço escolar. A criança poderia conhecer como acontece o processo que faz o alimento chegar a seu prato, participar da colheita, estar integrada de fato ao espaço de relações entre crianças, adultos e natureza, relacionando o cuidado com o entorno, consigo e com o outro.

Como incentivo para uma educação alimentar de qualidade, menciono aqui a importância de as crianças conhecerem os alimentos que consomem, saber o que comem por meio de envolvimento prático. Antes de tudo, a cozinha precisa estar preparada para receber esses pequenos cozinheiros com responsabilidade e segurança, ter um balcão de preparação para os alimentos, estar higienizada e ter cozinheiras com uniforme higienizado. Se for um espaço muito pequeno, é necessário organizar as crianças em pequenos grupos. Sem dúvida, todas as crianças, professores, auxiliares e coordenadores pedagógicos que acompanharem a atividade precisam usar toucas e estar com as mãos devidamente higienizadas.

Essas práticas podem proporcionar momentos de diálogo e afeto, possibilitando trocas interessantes sobre o que a criança gosta de comer e o que não gosta. Além disso, oportuniza conversas sobre a importância da função de cada alimento para o corpo e sobre a higienização dos alimentos antes do preparo. Podem-se também sentir os cheiros, as texturas, as cores. Acho muito justo, após todo esse trabalho, as crianças prepararem os alimentos, como, por exemplo, uma salada com variedade de legumes e hortaliças, percebendo assim como acontece a transformação desses alimentos até chegar à mesa do refeitório.

Um cuidado importante sobre alimentação na creche ou na pré-escola, seja para as refeições diárias, seja para experimentos, é começar com uma pesquisa com os pais, para saber se a criança tem algum tipo de alergia. Esse cuidado com cada criança, adaptando as refeições e as propostas para contemplar todas, é fundamental. Cavallini e Tedeschi também destacam esse tipo de cuidado nas escolas de Reggio Emilia, considerando não apenas indicações médicas como também questões religiosas das famílias.

> Nossos serviços voltados para a primeira infância têm uma grande responsabilidade ao construir, com as famílias e com a comunidade, os hábitos alimentares das crianças. [...] Para que toda criança possa construir uma espécie de diálogo autônomo e um percurso pessoal de hábitos alimentares e de gosto, respeitando-se, também, escolhas religiosas e indicações médicas (*ibid.*, p. 21).

Assim, a alimentação na creche ou pré-escola envolve cuidado, respeito às diferenças e valorização da diversidade. Esse respeito também pode ser desenvolvido com as crianças com base no conhecimento de práticas alimentares de diferentes regiões do país e até do mundo.

A cozinha como espaço de construção de conhecimento

Para Cavallini e Tedeschi (*ibid.*, p. 30), "é responsabilidade dos adultos criar contextos educativos interessantes, em que o encontro com as situações e os objetos não aconteça de maneira banal ou sem curiosidade". Todo trabalho educacional precisa ser realizado com responsabilidade, diálogo, observação e escuta apurada. Precisa ser planejado, tendo um olhar direcionado para a criança, e fundamentado no interesse dela diante das atividades propostas pelo educador.

Na creche em que eu atuava como cozinheira, tive essa abertura para participar ativamente de algumas atividades, sendo convidada pela coordenadora pedagógica e pela equipe da creche. Do mesmo modo, estive sempre à disposição para contribuir de forma significativa nas práticas pedagógicas planejadas pelos professores e que envolvessem a preparação de algum alimento.

No ano de 2021, após o retorno das aulas presenciais e ainda com várias recomendações de distanciamento, em decorrência da covid-19, a então coordenadora pedagógica assumiu uma turma de crianças com 3 anos de idade e leu com elas o livro *Severino faz chover*, escrito por Ana Maria Machado (2011), que conta a história de um menino que morava no Nordeste, numa região muito seca. Os rios secaram, as frutas morreram e Severino começou a fazer pedidos para que chovesse. Ele mandou aviãozinho para o céu e soltou pipa, pedindo para voltar a chover no lugar onde vivia. No final da história, a chuva voltou, e todas as crianças que se envolveram na situação acreditaram que seus pedidos haviam surtido efeito.

A professora pesquisou com as crianças da turma onde a história de Severino acontece, na região Nordeste, e conversaram sobre o Brasil ser dividido em regiões. Levaram um mapa para a sala e observaram onde fica o Nordeste. Perceberam também quais são as outras regiões do Brasil.

Durante o diálogo, surgiu a ideia de enviar um questionário para as famílias responderem e ver quais crianças tinham familiares oriundos do Nordeste. Descobriram que o pai de uma criança da turma nasceu no Nordeste e passou a infância lá. Esse pai foi convidado para conversar com elas, ser entrevistado, e contar a realidade de lá, se viveu a seca e como era ser criança na região. Ele mostrou no mapa o lugar onde nasceu. Nesse diálogo, surgiram muitas questões elaboradas pelas crianças: do que ele brincava? Do que ele gostava? As crianças acharam engraçada a diferença entre as brincadeiras dele e as que elas gostavam de brincar.

Nessa conversa, também surgiu o interesse das crianças em saber como as crianças do Nordeste vão para a escola, como eram as escolas de lá. O assunto rendeu e foi parar na comida do Nordeste e na de outras regiões do Brasil. Lá vem a importância da cozinha como espaço educador para a realização das atividades planejadas pelos professores.

Eu não poderia receber as crianças dentro da cozinha, por não ter espaço adequado para isso e também pelas medidas de distanciamento impostas pela epidemia de covid-19. Diante disso, a coordenadora pedagógica, que estava como responsável pela turma, teve a ideia de colocar uma mesa na porta da cozinha, do lado de fora. Tive o prazer de participar dessa atividade com as crianças na preparação de tapioca e arroz-doce. Expliquei a elas sobre cada ingrediente que compõe as receitas, mostrei as texturas, os aromas, o passo a passo para misturar todos eles na panela até levá-los ao fogo.

Na conversa também falei sobre o cuidado que a criança precisa ter, que não pode preparar esses alimentos sozinha, sem a supervisão de um adulto, pois há o perigo de acontecer um acidente e ela se queimar. Afinal, a cozinha pode ser um espaço rico de aprendizagem, sim, onde a autonomia da criança é desenvolvida em vivências da prática do cotidiano; contudo, toda e qualquer atividade envolvendo criança precisa ser feita com segurança, atenção e responsabilidade.

É importante ressaltar que muitas vezes parte dos educadores envolvidos opõem resistência aos professores no que diz respeito ao uso do espaço da cozinha, seja por falta de conhecimento das cozinheiras/merendeiras, seja por falta de espaço na cozinha, seja até mesmo por falta de tempo para realizar esse tipo de proposta. Embora saibamos que a cozinha da creche ou pré-escola precisa trabalhar cumprindo todas as normas estabelecidas pela vigilância sanitária, restringindo o acesso apenas aos que trabalham lá dentro e à equipe diretiva, esse também é um espaço que vai além do total envolvimento com as panelas. Nesse espaço, acontecem trocas de saberes que podem contribuir construtivamente para a formação das crianças.

Assim, para o desenvolvimento desse tipo de trabalho, é preciso planejar o cotidiano das instituições para contemplar essas propostas. Além disso, as cozinheiras precisam entender que também detêm conhecimentos importantes e que podem contribuir para as experiências e os aprendizados das crianças, somando-se às atividades pedagógicas que os professores desenvolvem com elas.

Sobretudo, cada educador dentro do espaço educacional (professores, coordenadores, equipe diretiva, pais, responsáveis) precisa aprender a valorizar os funcionários que trabalham na cozinha. Muitas vezes, essas pessoas são esquecidas, ficando invisíveis dentro das instituições. Valorizar o trabalho delas talvez seja o primeiro passo para uma creche ou pré-escola não apenas interessante para as crianças, mas mais humana.

Para além das panelas, do fogão e dos alimentos

> *Toda mudança acontece num processo de pequenas e grandes descobertas. Toda mudança acontece num processo de pequenos e grandes clarões de consciência. Toda mudança acontece dentro de um ritmo individual e coletivo [...]. Toda mudança acontece na briga entre o velho e o novo.*
>
> Freire (2008, p. 185)

Durante esse processo de formação, compreendi quão preciosa é a história que cada pessoa carrega, impregnada de suas origens. E o quanto o meu aprendizado pode ser enriquecido nas trocas com o outro. É nessa interação que me reencontro, reconheço e construo conhecimento.

A minha compreensão sobre uma concepção democrática de educação foi de fundamental importância para a minha formação como professora de educação infantil. Contudo, destaco a minha escuta apurada e o meu olhar mais observador para a singularidade de cada criança, que se constrói na relação entre educador e educando. A partir daí, internalizei o compromisso de ser uma educadora disposta a aprender diariamente e a proporcionar aprendizados que possam contribuir para o desenvolvimento das crianças e me apropriei desse compromisso.

O estudo feito com base na metodologia deste trabalho, de escavar as memórias, expandiu meu campo de visão para a minha descoberta como educadora, atuando em um espaço muitas vezes desvalorizado e invisibilizado, mas que é indispensável dentro da educação: a cozinha.

Depois de escrever sobre essa experiência, espero poder alimentar a reflexão de que a cozinha não deve continuar a ser vista somente como um espaço de preparação de alimentos para crianças e adultos. Deve, também, ser considerada um "espaço educador", que pode ser usado por crianças, professores, cozinheiras/merendeiras e todos os educadores. As experiências vividas na cozinha podem contribuir para o processo de aprendizagem e desenvolvimento das crianças, que vai além de um diálogo dos profissionais com as panelas, o fogão e os alimentos. A cozinha pode ser um espaço de criação, escuta, troca, partilha, diálogo, afeto, amorosidade, parceria e, acima de tudo, respeito pelos gostos e pelas diferenças.

Deixo minha contribuição aos leitores deste capítulo, afirmando que todo ser humano que atua num espaço educacional é um educador e que o trabalho da cozinha, realizado fora da sala de turma, pode ser visto, pensado e planejado como possibilidade de criar experiências significativas para vida das crianças e dos adultos, contribuindo para a construção de práticas saudáveis e humanas numa cultura compartilhada.

Referências

CAVALLINI, I.; TEDESCHI, M. *As linguagens da comida*: receitas, experiências, pensamentos. São Paulo: Phorte, 2015.

FREIRE, M. *Educador educa a dor*. São Paulo: Paz e Terra, 2008.

FREIRE, M. *Sobre os instrumentos metodológicos na concepção democrática de educação*. Rio de Janeiro: Comunidade Pró-Saber, 2014. Disponível em: http://www.prosaber.org.br/comunidade/?p=4320. Acesso em: 16 jun. 2022.

MACHADO, A. M. *Severino faz chover*. Ilustr. Ellen Pestili. 3. ed. Rio de Janeiro: Salamandra, 2011.

QUEIRÓS, B. C. de. *Sobre ler, escrever e outros diálogos*. Org. Júlio Abreu. Belo Horizonte: Autêntica, 2012.

TENÓRIO, V. Carolina Maria de Jesus: uma escritora instigante. *Jornal Tribuna de Araraquara*, 6 out. 2015. Disponível em: http://www.rrae.com.br/2015/10/carolina-maria-de-jesus-uma-escritora.html. Acesso em: 19 jun. 2022.

12
"CUIDAR NO TODO": NARRATIVAS DE MERENDEIRAS SOBRE ALIMENTAÇÃO E CUIDADO

Gabriela Scramingnon
Liana Castro
Maria Fernanda Rezende Nunes
Sonia Kramer

Introdução

Este capítulo é fruto da pesquisa interinstitucional "Linguagem e rememoração: crianças, famílias, professores(as) e suas histórias", realizada entre 2016 e 2020, pelo grupo de pesquisa Infância, Formação e Cultura (Infoc).[1] Essa pesquisa buscou conhecer as histórias de vida de crianças, seus professores e suas famílias, identificando e compreendendo as marcas presentes do cuidar e ser cuidado nas narrativas de crianças e adultos que frequentam creches, pré-escolas e escolas.

O capítulo apresenta parte dos resultados da pesquisa, que teve o objetivo de ouvir esses sujeitos e suas histórias, no entrecruzamento da experiência e rememoração do processo de educação, entendido como ensinar, cuidar e ser cuidado. No total, participaram diretamente da investigação 20 profissionais, 59 crianças e 16 de seus familiares em cinco escolas públicas do município do Rio de Janeiro e uma escola pública do município de Nova Iguaçu. Todas as pessoas estão identificadas por nomes fictícios.

Assumindo a linguagem como central nas interações sociais (Bakhtin, 2002, 2003, 2010; Benjamin, 1987a, 1987b; Vigotski, 2000, 2009) e entendendo que entrevistas potencializam a narrativa (Jobim e Souza; Kramer, 1996, 2003), além de observação participante no cotidiano das instituições, foram realizadas entrevistas com os sujeitos da pesquisa. A proposta inicial, no tocante às profissionais, era entrevistar individualmente três professoras de cada escola. A entrada no campo, entretanto, foi construindo novas e instigantes possibilidades metodológicas.

Aqui, focalizamos narrativas de duas merendeiras de uma mesma escola, que, ao longo da investigação, foram indicadas pelas crianças como pessoas que deveriam ser entrevistadas. Localizada em um bairro da Zona Norte, a escola da rede municipal do Rio de Janeiro atende a cerca de 250 crianças, com duas turmas de pré-escola e as demais do 1º ao 5º ano do ensino fundamental, em horário parcial.

As observações e conversas com as crianças nos levaram a perceber os sentidos que são produzidos nas práticas culturais alimentares

---

1. Coordenado pelas professoras Sonia Kramer (PUC-Rio), Maria Fernanda Resende Nunes (Unirio) e Alexandra Pena (PUC-Rio), o grupo Infoc realiza, desde 1993, pesquisas sobre alfabetização, leitura e escrita, políticas públicas de educação infantil e anos iniciais do ensino fundamental, formação de seus profissionais, gestão pública e interações de crianças e adultos na cultura contemporânea.

e o cuidado concebido como o momento da alimentação, trazendo na simplicidade dos relatos os elos de pertencimento comunitário nas práticas alimentares, a experiência de comer junto, em grupo. As crianças nos conduziram a pensar as cozinheiras como um fio que pode entrelaçar cuidado, memória e experiência.

As histórias aqui narradas revelam uma compreensão de que a alimentação não se restringe à ingestão do alimento e de que sua oferta é uma prática de cuidado que envolve outras dimensões do humano. O texto discute inicialmente as relações entre alimentação e cuidado e, em seguida, apresenta as narrativas sobre cuidado das duas merendeiras ouvidas, destacando de suas falas os desafios da profissão, as crianças como informantes do cotidiano e as merendeiras como informantes para formulação de políticas, bem como a relação entre as merendeiras e as crianças.

Alimentação como cuidado: A chegada às merendeiras por indicação das crianças

Neste estudo, a compreensão do cuidado tem sido construída particularmente no diálogo com Mikhail Bakhtin (2002, 2003, 2010) e Martin Buber (2001, 2004, 2009, 2011), autores que sustentam/afirmam as relações dialógicas como premissa para uma existência que seja acima de tudo uma resposta responsável (Bakhtin, 2010) ao tempo e ao lugar no qual vivemos. Com eles, assumimos que cuidado é relação e relação é reciprocidade, é algo que acontece na/em presença. Para cuidar, é preciso estar presente. Dessa perspectiva, o cuidado é assumido como não omissão à necessidade do outro; é cuidado que contempla alteridade e, consequentemente, ética.

> Cuidado, neste sentido, é ato. Cuidado como ato implica responsabilidade individual, agir ético, comunhão real, empatia. A própria existência. Mas, acima de tudo, cuidado como ato enriquece o acontecimento do ser, que não permanece igual a si mesmo. Visto desse lugar, cuidado está relacionado ao processo da ação mais do

> que a seus resultados, por ser algo que nos constitui. Cuidado como relação, contra o risco da desumanização. Cuidado como resistência. Cuidado como ousadia. Cuidado como vida atual. Cuidado como atuação. Cuidado como contraponto à indiferença. Cuidado como retidão. Cuidado como confirmação do outro. Cuidado como algo que acontece entre seres humanos. Algo que tem a ver com o agir humano no mundo concreto, social e histórico. Cada ato de cuidado é único, assumindo o lugar de um dever para com o semelhante (Silveira; Castro; Barbosa, 2021, p. 5).

Nesse sentido, o cuidado inclui o que o outro me diz. Trabalhamos aqui com a premissa de que o conceito de cuidado passa pelo olhar do outro, de quem é cuidado, de como cada um se sente cuidado. Na escuta das crianças, elas indicaram as merendeiras da escola como pessoas que cuidavam delas. O planejamento inicial da pesquisa não previa entrevistá-las, mas previa ouvir o que os sujeitos tinham a dizer sobre cuidado. E foram elas – as crianças – que apontaram os momentos de troca e relação com as merendeiras como gestos de cuidado. Essa estratégia – ouvir as merendeiras – que surgiu da interação com as crianças durante as entrevistas, no ato da escuta, foi entendida pela equipe de pesquisa como um desvio metodológico que nasceu no próprio processo de pesquisar, revolvendo e transformando, no seu desenrolar, os passos previstos no ponto de partida.

Nos estudos referentes à educação infantil são raros aqueles que abordam a função das merendeiras e do seu papel no processo educativo (Melgaço, 2021; Melgaço, Matos-de-Souza, 2022; Melgaço; Silva; Matos-de-Souza, 2023). Embora sejam responsáveis pelo preparo e pela distribuição da alimentação, percebemos, com as crianças, que as merendeiras mantêm contato diário e direto com elas, criando um vínculo afetivo por vezes subestimado e outras vezes invisível pelo sistema educativo.

A escuta das crianças aconteceu nos diálogos construídos durante as observações cotidianas e após a realização de uma oficina de leitura literária. Iniciamos a oficina com a leitura do livro *Achados e perdidos*, de Oliver Jeffers (2011). Com os comentários e intervenções das crianças durante a leitura da história, iniciamos uma conversa sobre o tema do cuidado. Em seus relatos, elas reconheceram as merendeiras da escola como as adultas que cuidavam delas, indicando o momento de alimentação como ato de cuidar. Naquele momento da pesquisa, compreendemos a importância de ouvirmos as merendeiras, e o refeitório passou a compor um espaço de observação da pesquisa. As próprias crianças mostraram a importância da temática da alimentação na escola, um debate que tem nos escapado no campo educacional.

Narrativas de merendeiras

"Você se adaptar à cozinha de uma escola...": Ingresso, profissionalização e os desafios de ser merendeira

Luciana e Dora, as duas merendeiras entrevistadas, prestaram concurso público para atuar em escolas da prefeitura da cidade do Rio de Janeiro. Nossas conversas se iniciaram indagando sobre o ingresso na profissão. Quando começaram a trabalhar como merendeiras? Como foi o início na profissão? Passaram por formação?

> Antes de fazer a prova, eu fui em uma escola que meu filho estudava, até porque lá eu conhecia a diretora. Você se preocupa em primeiro ver como é. *Eu não tinha noção do que era esse trabalho*. Sempre gostei de cozinhar, mas as pessoas diziam: "Ah, é muita coisa!" (Luciana, Mer., Entrevista, nov. 2017).

> Quando entrei, conheci "uma barra", porque *a merendeira antiga queria que seguisse o trabalho dela*, da forma que ela fazia lá. E eu sempre fui assim: minha mãe fazia as coisas e nos chamava para ver, "ah, faz assim", então, eu sempre fiz minha comida, coloquei muito tempero. Eu gosto da comida temperada, uma comida gostosa, a criança gosta de uma comida bem preparada. Então, começou um problema na escola, porque as crianças não queriam comer a comida dela. [...] *Nós chegamos cruas*, e pegar uma pessoa já chamando

> atenção no que você faz, porque sabe que é o certo, mas ela não faz aquele certo para você... (Dora, Mer., Entrevista, nov. 2017).

Tanto Luciana quanto Dora revelam, em suas falas, seu desconhecimento anterior em relação ao trabalho que seria realizado e uma ausência de formação prévia. Ambas falam sobre "gostar de cozinhar", um fazer aprendido em família, olhando as mulheres mais velhas cozinharem. Entretanto, a ausência de formação e preparo para atuar como merendeiras as colocou em situações em que ficaram à mercê das funcionárias mais antigas, do modo como elas realizavam o trabalho e de sua aceitação.

> Eu cheguei uma vez, nos primeiros dias de trabalho, e fui procurar uma carne que eu tinha deixado picadinha dentro do freezer para eu fazer, e não estava. Eu me desesperei e falei: "Eu tenho horário". Quando dá o horário, as crianças descem e a comida tem que estar preparada. Então, eu fiquei desesperada e fui direto na direção para falar, e elas tinham escondido. Eu cheguei em casa desesperada, dizendo que não queria mais trabalhar, chorando (Dora, Mer., Entrevista, nov. 2017).

> Eu gostava sempre de fazer as coisas na quantidade e no jeito que eu fazia em casa, porque, em casa, você tem seus temperos, tem as suas coisas. Mas você se adaptar à cozinha de uma escola com pouca coisa e você dizer: "Dá certo, vale a pena...". Então, isso me chamou bastante atenção, porque você pode fazer uma comida gostosa com o tempero que não precisa ser um condimento, que não precisa ser algo de mais, que as crianças não possam consumir. Então, você usar uma cebola refogada, você refogar bem uma comida, você fazer bem um tempero... Eu vi que não precisava de muita coisa. Você se preocupa: "Poxa, macarrão... carne moída... Será que essas crianças vão comer? Caramba, feijão com alho e cebola?". Aí, você diz: "Não, não vai dar certo", porque você está acostumada a colocar uma carne seca, uma linguiça (Luciana, Mer., Entrevista, nov. 2017).

Os desafios relatados por Luciana e Dora, envolvendo relações interpessoais hostis e a necessidade de adaptar o modo como agem em casa à realidade do trabalho em uma escola, parecem indicar uma mistura, uma confusão entre espaço público e privado. Nessa direção, Madalena Freire (2008), ao tratar da necessária diferenciação entre espaço público (escola) e privado (família), aponta que, quando os vínculos não são estruturados pela lógica profissional, as relações ficam truncadas, pois os limites de cada um e as regras da instituição não são assumidos de modo claro e transparente.

> Sendo uma instituição pública, porque não é espaço privado da família, o desafio está em trabalhar o compromisso e a responsabilidade de seus educadores, para que estes se assumam como profissionais, no exercício da construção do poder que lhes compete (*ibid.*, p. 144).

Em que medida a falta de profissionalização contribui para que as relações e o próprio ato de cozinhar em uma escola sejam marcados por uma lógica de espaço doméstico, distanciando-se da compreensão de que se trata de um espaço institucional? Como trabalhar o compromisso e a responsabilidade de cada profissional sem formação prévia e continuada?

Segundo Gabriela Silva, Virgínia Machado e Lívia Amparo-Santos (2021), a falta de profissionalização e de valorização do trabalho de merendeira está relacionada aos sentidos atribuídos socialmente ao próprio ato de cozinhar. Para as autoras, esse trabalho de cuidado, realizado frequentemente nas escolas e nas "casas de família" por mulheres negras e pobres, não pode ser pensado desconsiderando as questões de gênero e suas intersecções com as categorias de raça e classe. Ouvindo merendeiras negras de escolas públicas da cidade de Salvador, na Bahia, observaram que, para elas, cozinhar é considerado uma atribuição natural de mulheres, muitas vezes compreendida como um dom.

> Nesse sentido, cozinhar na escola é visto como um prolongamento das tarefas domésticas, fazendo com que o trabalho de merendeira se encontre em uma zona de intersecção entre a esfera pública e privada. Tal aspecto contribui para a destituição do caráter profissional do seu

> trabalho, fazendo com que este seja desvalorizado e condicionado à exploração das mais diversas formas (*ibid.*, p. 241).

A formação dos profissionais envolvidos com a alimentação escolar está prevista nas normas do Plano Nacional de Alimentação Escolar (Pnae) e busca cumprir as diretrizes do programa, um dos maiores programas de alimentação escolar do mundo, que contempla o direito humano à alimentação adequada dos estudantes brasileiros. O Pnae é uma política pública brasileira de caráter universal, uma das importantes estratégias implementadas para assegurar tanto o direito à alimentação quanto o direito à educação. Está vinculado ao Fundo Nacional de Desenvolvimento da Educação (FNDE), do Ministério da Educação. No contexto do programa, os atores envolvidos na gestão e operacionalização do Pnae são primordiais na promoção de práticas alimentares no cotidiano das instituições.

> [...] a formação das merendeiras deve ser pautada no desenvolvimento da sua autonomia e de suas potencialidades enquanto sujeitos educadores. O processo formativo, que contempla não só aspectos e habilidades técnicas, mas é também voltado para o desenvolvimento das demais dimensões humanas, possibilita a construção do conhecimento e da autonomia das merendeiras, sujeitos esses capazes de promover educação e saúde em seus espaços de atuação (Melgaço; Silva; Matos-de-Souza, 2023, p. 15).

Entretanto, essa não foi a situação encontrada no município do estudo. Cabe indagar se as merendeiras das instituições têm sido alvo de projetos de formação que possibilitem conhecimento e apropriação do Pnae, já que estão diretamente envolvidas com sua execução. Nos municípios, as unidades incluem o tema da alimentação em seus projetos político-pedagógicos? Há documentos que orientem as práticas de alimentação nas unidades? Os profissionais que atuam no planejamento, no preparo e na oferta da alimentação na escola têm participado do planejamento institucional como membros da comunidade escolar? São ouvidos pelas nutricionistas e direções de escola? Em que condições atuam os profissionais responsáveis pela alimentação escolar nos municípios brasileiros?

Várias pesquisas têm apontado que as condições de trabalho das merendeiras são precárias (Miron *et al.*, 2016; Niza; Santos, 2020; entre outras). Em estudo realizado com as merendeiras de uma instituição pública federal do Rio de Janeiro, Rogério Lima e Elisa Carvalho (2016) mostram que nenhuma das entrevistadas tinha o ensino médio completo e que a maioria apenas completou o ensino fundamental. A sobrecarga de trabalho, a falta de equipamentos e de climatização, os baixos salários e a desvalorização da profissão têm contribuído para um alto número de licenças por motivo de saúde e de readaptação – quando o profissional assume outra função compatível com suas limitações físicas e mentais em razão de problemas de saúde. Discute-se ainda o próprio reconhecimento do que de fato as merendeiras fazem: cozinham e não apenas servem merenda.[2]

"É muito gostoso você ver que as crianças consomem": As crianças como informantes do cotidiano e as merendeiras como informantes da formulação das políticas

Embora as condições sejam desafiadoras, Luciana e Dora mostram, com suas falas, que ser merendeira implica não se preocupar apenas com a comida.

> Cuidar e ser cuidado é o todo, né?! É um pouquinho de tudo. *Não é porque eu sou merendeira que eu vou me preocupar só com a*

2. No município do Rio de Janeiro, a Lei n. 7.111, de 5 de novembro de 2021, que visava a transposição do cargo de merendeira para o de cozinheira escolar – antiga luta da categoria –, incluindo um salário compatível com o trabalho realizado, foi considerada inconstitucional. Entretanto, esse movimento nos permite identificar elementos de resistência à precarização do trabalho pelas merendeiras e, tal como pontuam Lima e Carvalho (2016, p. 125), "ao histórico processo de discriminação de raça e gênero a que foram submetidas desde a infância e descortinam, mesmo que de maneira incipiente, possibilidades de mudança".

> *merenda*. Mas o cuidar no todo. Como funcionário, a gente faz tudo. Às vezes, você leva a um banheiro, separa uma briga, acaba você participando do todo, de cuidar e ser cuidado na escola. É um conjunto, uma participação. A gente acaba cuidando. Na alimentação, vendo sempre o que é melhor para eles, o que é mais saudável. Sempre chamando a atenção deles para que, no futuro, eles possam ter esse resultado e a gente ver que valeu a pena. Tanto que a gente vê assim que, quando eles voltam, eles falam: "Nossa, tia, como faz falta a sua comida. Como faz falta o carinho de vocês aqui". Porque, às vezes, eles saem [do 5º ano] e não encontram isso lá fora (Luciana, Mer., Entrevista, nov. 2017).

O trabalho de merendeira, para elas, envolve cozinhar, estar atento ao outro, observar o que é melhor para o outro, conhecer o outro, participar, deixar marcas, pensar estratégias que atendam às necessidades do outro – as crianças.

> [...] teve uma época que chegou a nutricionista aqui, que vem para conferir, e eu estava fazendo a farofa de banana. A receita pede que você junte e frite a banana com a cebola, mas você que conhece, que sabe um pouquinho, você vê que as crianças não comem, não fica legal, fica embolada. Eu comecei a fazer a farofa do jeito que eu estava acostumada a fazer, cortando a banana e colocando na farofa, do jeito que eu sei que elas gostam mais. Então, quando ela chegou aqui, olhou e disse: "Mas você está fazendo a farofa do jeito errado". Aí, eu disse: "Não, eu sei que pode até estar errado, mas é uma maneira que eles consomem melhor a farofa". Ela provou e disse: "*É, realmente vale a pena, porque você vê que elas comem*". Então, tem a receita, mas você acaba adaptando a um jeito de fazer que elas consomem melhor (Luciana, Mer., Entrevista, nov. 2017).

> No jardim [educação infantil], estávamos vendo uma dificuldade bem grande das crianças consumirem maçã. Então, adaptamos, cortando e tirando o meiozinho para facilitar mais para as crianças comerem melhor, além de evitar o prejuízo. O pedaço grande ou ela toda dificulta para elas pegarem. *Procuramos adaptar de uma maneira que seja mais fácil, para que elas não tenham dificuldade e digam*: "Não comi, porque estava grande"; "Não comi, porque não deu para comer". Então, procuramos adaptar essas coisas para elas terem a

> facilidade de sentar e comer, não entornar. Que seja fácil para elas (Luciana, Mer., Entrevista, nov. 2017).

> *É muito gostoso você ver que as crianças consomem...* Eu vou, converso com a direção e ela me autoriza. Por exemplo, veio uma carne com feijão e repolho à mineira. Elas não gostaram da carne com feijão e sim da carne com repolho. Acrescentando a carne no repolho, eu vi que elas comiam muito bem (Luciana, Mer., Entrevista, nov. 2017).

Na relação direta com as crianças, as profissionais constroem condições de informar o cotidiano para a gestão escolar. Nos seus relatos, evidenciam que a experiência e a compreensão do trabalho que realizam podem fornecer material relevante para os formuladores das políticas públicas municipais no que tange à norma e ao encaminhamento do funcionamento da alimentação escolar. Elas detêm conhecimento em relação ao retorno das crianças baseadas nos alimentos ofertados. No relato de Luciana, não há alteração no cardápio em nenhuma das situações compartilhadas por ela, mas ajustes que, mantendo os mesmos alimentos, apostam nas pistas dadas pelas crianças.

Há um movimento de respeito e atenção pelas preferências das crianças, operando com uma concepção de criança que as reconhece como pessoas. Não é a lógica do adulto que prevalece, tampouco a definição do funcionamento da alimentação escolar distante dos sujeitos. A indicação das crianças em relação à recusa de um alimento mostra a necessidade de buscar alternativas, como foi o caso da alteração no modo de fazer a farofa de banana e a carne com repolho. Apesar da prescrição sobre como fazer, a resposta das crianças foi considerada, mostrando outras possibilidades, investindo na aceitação delas em relação ao cardápio.

Por outro lado, em alguns contextos, a inflexibilidade pode produzir desperdício. Qual seria a justificativa para insistir com o que não está funcionando? Entendemos que é preciso ter cuidado para que a burocracia, na justificativa da garantia do direito, não opere na violação do direito. O acompanhamento e a avaliação das pistas dadas pelas crianças nos diferentes contextos fornecem contribuições e melhorias no âmbito do Pnae, considerando o investimento público no programa. A atenção à comunidade escolar favorece as experiências das crianças com a alimentação na escola e na vida, inclui a participação delas no cotidiano como cidadãs de direito e contribui para a formulação, implementação e avaliação da política pública.

"Vamos criando esse vínculo com as crianças, que é muito bom!": A relação com as crianças

Nas observações realizadas no refeitório, presenciamos as merendeiras se referindo às crianças pelo nome. Na oferta do almoço, nomeavam as crianças na entrega das refeições. Considerando o quantitativo de crianças no refeitório, o fato chamou nossa atenção, e tivemos oportunidade de dialogar com as profissionais no momento da entrevista.

> *Nós acabamos pegando o nome de todo mundo*. Você vê que "o fulano é um pouquinho", "o ciclano é mais um pouquinho". Então, nós já sabemos a quantidade que cada um come. [...] Eu acho que, com o tempo, nós vamos nos apegando e vamos adquirindo essa forma de falar assim: "Fulano come tanto"; "Ciclano come tanto", e vai pegando com o tempo (Dora, Mer., Entrevista, nov. 2017).

O nome carrega nossa identidade. Há no nome um significado concreto. As crianças têm nomes e as merendeiras também. Para Bakhtin (2003, p. 373), "tudo o que me diz respeito, a começar pelo meu nome, chega do mundo exterior à minha consciência, pela boca dos outros (da minha mãe etc.), com a sua entonação, em sua tonalidade valorativo-emocional". Para nomear, é preciso dar sentido à constituição da imagem para si mesmo e para o outro. Assim, Dora e Luciana não são as "tias da cozinha". Elas têm um nome, e as narrativas das crianças e delas revelam o entendimento que têm em relação ao nome e ao ato de nomear.

Durante uma das observações da pesquisa, participamos de uma reunião de responsáveis de uma turma de crianças no espaço do refeitório.

Enquanto a reunião acontecia, uma criança de outra turma entrou e foi direto procurar por uma das merendeiras. Como ela não falou baixo, ouvimos quando disse à merendeira que era seu aniversário e perguntou se a merendeira podia fazer um bolo para a turma cantar parabéns. Diante da observação, no dia da entrevista com as merendeiras, compartilhamos com ela a situação observada e falamos da relação delas com as crianças, comentando sobre o bolo.

> Pesquisadora: E você que fazia *bolo...*
>
> Dora: A tia do bolo, a tia do bolo está na escola. "Tia, estou fazendo aniversário hoje". Eu fazia um bolo de chocolate, às vezes, comemorava na merenda.
>
> Pesquisadora: No aniversário deles?
>
> Dora: Isso, igual eu faço aqui também. Eles falam: "Tia, amanhã é aniversário de fulano".
>
> Pesquisadora: Você faz? [risos]
>
> Dora: Eu faço, trago bolo. Semana passada, eu fiz dois, um para manhã, um para tarde. *Não era para fazer, mas é para as crianças e eu faço.* Eu trago algumas coisas que nós não temos. Eu trago fermento. Sobra farinha de trigo, sobram ovos, chocolate. E eu falo: "Posso pegar um pouquinho de chocolate?". E eles comem bem. Vem um adulto e fala: "Ah, está cheirando". E eles me encarnam, falando: "Hoje, a tia está fazendo arte na cozinha". Eles me encarnam muito. Então, nós vamos levando; eu gosto muito disso, eu gosto muito do que eu faço (Dora, Mer., Entrevista, nov. 2017).

No gesto das crianças e na fala de Dora, percebemos uma relação de parceria entre as crianças e as merendeiras da escola. As crianças contam com elas na partilha de momentos que consideram importantes, como a comemoração de um aniversário. Elas reconhecem as práticas de alimentação como gesto de cuidado, para além do momento das refeições no refeitório. Para muitas crianças, o aniversário é um dia especial, e elas encontram parcerias na escola para a partilha desse momento. Como pesquisadoras, conversamos sobre como, para algumas crianças, a comemoração do aniversário seria tão somente a comemoração feita na escola. E, para essa criança em especial, seu pedido foi atendido.

Além desses aspectos, tivemos a oportunidade de observar as crianças buscando ajuda das merendeiras em diversas ocasiões. Certa vez, uma menina que estava almoçando sentada à mesa parecia um pouco enrolada para cortar um pedaço de batata com a colher. Do lugar que estava, fez um pedido à Luciana: "Você pode amassar a batata aqui?". Luciana, que estava do outro lado do balcão, organizando a comida, deu a volta, saiu da cozinha, sentou ao lado da menina e amassou toda a batata junto com o caldo de feijão. A menina agradeceu e continuou comendo.

Nos pequenos gestos, nas sutilezas que compõem o cotidiano escolar e a vida, as crianças indicam suas preferências, pedem ajuda, mostram como gostam de comer, quando está difícil comer, como não gostam de comer, e contam com a ajuda das merendeiras. Elas dizem com gestos e palavras como são olhadas e cuidadas. Por outro lado, Dora e Luciana também compartilham conosco como constroem o conhecimento que têm das crianças com quem convivem cotidianamente. Sua conexão e seu vínculo com as crianças vieram à tona:

> *As crianças em si são crianças muito boas. Você vai conhecendo, tornando uma família e se preocupando com cada uma.* Então, você já sabe. Aquela criança, que, por exemplo, muitas vezes come direitinho, um dia não comeu. Você se pergunta: "Por que ela não comeu?". Então, a gente sempre tem essa preocupação com elas. Tem umas crianças que não comem [...]. E aqui nós somos um conjunto. As professoras nos ajudam muito, e isso acaba nos dando mais facilidade de entrarmos e sabermos. A criança que come, aquela que não come, a criança que come muito, a criança que come pouco. Então, acabamos trazendo isso para nós, essa preocupação de fazer o melhor (Luciana, Mer., Entrevista, nov. 2017).

A fala de Luciana mostra sua compreensão acerca das crianças e das muitas infâncias que constituem a escola. Sua narrativa indica que as crianças, assim como os adultos, têm preferências, jeitos de comer. Umas comem menos, outras comem mais, umas não aceitam comer todos os dias, e as profissionais indicam conhecer essa realidade, compreendendo que o processo educativo conta com a comunidade escolar e que ela tem uma função de educadora. Sua fala mostra como ela percebe a importância de seu trabalho, sua responsabilidade nesse processo, citando a parceria da professora como caminho importante para sua atuação, sentindo-se autorizada para as relações construídas com as crianças.

O estudo de Melgaço, Silva e Matos-de-Souza (2023) destaca o caráter intersetorial e interdisciplinar da alimentação escolar, considerando o envolvimento de diversos atores. Na escola, a educação ocorre em todos os espaços e por todos aqueles que transformam sua rotina de trabalho em ação educativa.

> Eu estou fazendo não somente para mim, mas para que elas também me deem um retorno. "Tia, a sua comida está muito boa, está gostosa". *Você cativa as crianças para elas virem comer*, porque também estamos passando por uma fase muito *fast food* das crianças. Aqui na escola, isso já está bem menor. Às vezes, quando eu olho para aquela lixeira, vejo aquele negócio muito alto com papel daquele salgadinho. Eu vou conversando aos poucos com elas, vou trazendo elas mais para cá. Pergunto: "Ué, por que você não comeu hoje?". Você vai chamando elas para você, vai cativando essa relação com elas, entre você e elas. E você acaba amando aquela criança, porque você sabe que ela está comendo. Sabe que mais tarde ela vai dizer: "Poxa, que bom aquele arroz e feijão da tia, que bom ter comido a comida da escola". E elas vão trocando essa merenda pela da escola (Luciana, Mer., Entrevista, nov. 2017).

O destaque dado por Luciana salienta outra dimensão que envolve as práticas de alimentação na escola: a construção e a ampliação de novos hábitos alimentares, o que envolve o investimento em processos permanentes e contínuos. Assim, a alimentação nas instituições pode ser compreendida como processo educativo que necessita ser valorizado e considerado responsabilidade de toda a comunidade escolar.

> Ontem até aconteceu um fato interessante. Uma criança trouxe uma maçã. A maçã estava cortada, e a Dora percebeu que a maçã estava estragada. Estragou a maçã. E nós conseguimos convencê-la a comer uma outra maçã da escola. A Dora foi lá dentro e cortou uma maçã da escola. Eu falei: "Vamos combinar um negócio? Vamos comer também pelo menos um pouquinho de arroz e feijão hoje? Depois, você come a maçã". E ela comeu a comida e acabou nem comendo mais a maçã, porque estava satisfeita. Então, vamos procurando adaptar. "Prova um pouquinho hoje? Que tal você provar?". Colocamos arroz e feijão, colocamos um caldinho, carne picadinha. *Vamos criando esse vínculo com elas que é muito bom!* (Luciana, Mer., Entrevista, nov. 2017).

Segundo a entrevistada, portanto, as crianças vão construindo suas preferências, seus gostos em relação à comida, arriscando-se a experimentar alimentos novos, baseadas numa relação com a alimentação que envolve também as relações humanas que acontecem nos momentos de comer. Em sua fala, Luciana mostra a importância de um investimento relacional, de forma que as crianças se sintam seguras nessa experiência. A construção de vínculos permite que as crianças confiem, apostem e tenham tempo para a construção do desejo, da curiosidade pelos alimentos. Parece que o ato de levar a comida à boca é a última etapa de uma construção que envolve muitos fatores pessoais e profissionais, bem como cognitivos, afetivos e éticos.

Considerações finais

Ouvir as experiências de Dora e Luciana em relação ao trabalho que realizam diariamente com as crianças permite a construção de um olhar crítico sobre as concepções de atendimento às crianças desde os bebês, passando pelos jovens e chegando aos adultos. A compreensão da alimentação como cuidado, compreensão expressa pelas crianças e por profissionais, fornece pistas para indagarmos as relações entre adultos e crianças, e também para a formulação, implementação e avaliação das políticas públicas.

A pesquisa e este texto apontam que a falta de profissionalização do cargo de merendeira pode contribuir para que uma lógica de espaço doméstico prevaleça nas relações e no próprio ato de cozinhar em uma instituição educacional. Essa lógica favorece condições de trabalho precárias e desvalorização de uma profissão fundamental na implementação do Pnae. Na contramão do desprestígio, as crianças da escola pesquisada reconhecem e valorizam os gestos de cuidado das merendeiras entrevistadas. As merendeiras, por sua vez, mostraram com suas falas que compreendem o preparo e a oferta da alimentação como práticas de cuidado que envolvem não apenas cozinhar e servir o alimento, mas também demonstrar interesse, dar atenção e reconhecer as necessidades do outro, da criança.

A pesquisa permite, então, destacar, de um lado, a importância de ouvir as crianças, informantes qualificadas que conhecem e têm sensibilidade para sublinhar aspectos centrais da experiência de alimentação, tão relevante nas suas vidas, neste caso, o papel das merendeiras. De outro lado, também conectado ao primeiro aspecto, possibilita compreender como as merendeiras estão próximas das crianças no cotidiano e presentes em momentos cruciais de cuidado, embora sejam com tanta frequência invisibilizadas e subalternizadas no contexto escolar. Desse modo, a pesquisa indica a relevância de ouvir as merendeiras/cozinheiras escolares e a necessidade de que outras pesquisas sobre alimentação escolar sejam realizadas, a fim de contribuir para a garantia de melhores condições de trabalho, a valorização dos diferentes integrantes da comunidade escolar e as práticas de alimentação saudáveis não apenas no aspecto nutricional como também nas relações que estabelecemos com o alimento e uns com os outros.

Referências

BAKHTIN, M. *Marxismo e filosofia da linguagem.* São Paulo: Hucitec, 2002.

BAKHTIN, M. *Estética da criação verbal.* 4. ed. São Paulo: Martins Fontes, 2003.

BAKHTIN, M. *Para uma filosofia do ato responsável.* São Carlos: Pedro & João, 2010.

BENJAMIN, W. *Obras escolhidas I*: magia e técnica, arte e política. São Paulo: Brasiliense, 1987a.

BENJAMIN, W. *Obras Escolhidas II*: rua de mão única. São Paulo: Brasiliense, 1987b.

BUBER, M. *Eu e tu.* São Paulo: Centauro, 2001.

BUBER, M. *El camino del ser humano y otros escritos.* Madri: Fundación Emmanuel Mounier, 2004. Coleção Persona, 11.

BUBER, M. *Do diálogo e do dialógico.* São Paulo: Perspectiva, 2009.

BUBER, M. *Que es el hombre?*. México: FCE, 2011.

FREIRE, M. *Educador educa a dor.* Paz e Terra: São Paulo, 2008.

JEFFERS, O. *Achados e perdidos.* São Paulo: Salamandra, 2011.

JOBIM E SOUZA, S.; KRAMER, S. *História de professores*: leitura, escrita e pesquisa em educação. São Paulo: Ática, 1996.

KRAMER, S. Entrevistas coletivas: uma alternativa para lidar com diversidade, hierarquia e poder na pesquisa em ciências humanas. *In:* FREITAS, M. T. de A.; JOBIM E SOUZA, S.; KRAMER, S. (org.). *Ciências humanas e pesquisa*: leituras de Mikhail Bakhtin. São Paulo: Cortez, 2003. p. 57-76.

LIMA, R. M.; CARVALHO, E. C. Destinos traçados? Gênero, raça, precarização e resistência entre merendeiras no Rio de Janeiro. *Revista da Abet*, v. 15, n. 1, jan./jun. 2016.

MELGAÇO, M. B. *As merendeiras do DF*: voz e silêncio no Programa Nacional de Alimentação Escolar. 2021. 233 f. Dissertação (Mestrado Profissional em Educação) – Universidade de Brasília, Brasília, DF, 2021.

MELGAÇO, M. B.; MATOS-DE-SOUZA, R. Produzindo a subalternidade: as merendeiras nos documentos e iniciativas da gestão federal do Pnae. *Educação em Revista*, Belo Horizonte, v. 38, e34023, 2022.

MELGAÇO, M. B.; SILVA, L. F. da; MATOS-DE-SOUZA, R. Hoje tem galinhada: o papel das merendeiras na promoção do Direito Humano à Alimentação Adequada. *Educ. Pesqui.*, São Paulo, v. 49, p. 1-21, 2023.

MIRON, V. R.; STEFANELLO, C. L.; MATTOS, K. M. de; COLOMÉ, J. S.; COSTENARO, R.; CARPES, A. D. Profissão merendeira: perfil profissional e condições socioeconômicas. *Disciplinarum Scientia*, Saúde, v. 10, n. 1, p. 87-95, 2016.

NIZA, I. L.; SANTOS, W. R. dos. Análise ergonômica do trabalho em cozinha central de produção de merenda escolar. *Revista de Engenharia e Tecnologia*, v. 12, n. 4, 2020.

SILVA, G. B. de L.; MACHADO, V. C.; AMPARO-SANTOS, L. Discutindo gênero e trabalho culinário a partir de experiências de cozinheiras escolares da cidade de Salvador (BA). *Revista Ingesta*, v. 1, n. 2, p. 241-242, 2019.

SILVEIRA, A.; CASTRO, L. G.; BARBOSA, S. N. F. Desafios da contemporaneidade para a família: um olhar sobre o cuidado. *Educação Unisinos*, v. 25, p. 1-17, 2021.

VIGOTSKI, L. S. *Formação social da mente.* São Paulo: Martins Fontes, 2000.

VIGOTSKI, L. S. *Imaginação e criação na infância.* São Paulo: Ática, 2009.

GRÁFICA PAYM
Tel. [11] 4392-3344
paym@graficapaym.com.br